中国社会科学院创新工程学术出版资助项目

国家社科基金重大特别委托项目
西藏历史与现状综合研究项目

中国社会科学院创新工程学术出版资助项目
国家社科基金重大特别委托项目
西藏历史与现状综合研究项目

西藏基本医疗与公共卫生服务能力研究

程晓明 等 著

社会科学文献出版社
SOCIAL SCIENCES ACADEMIC PRESS (CHINA)

西藏历史与现状综合研究项目
编委会

名誉主任 江蓝生

主　　任 郝时远

副 主 任 晋保平

成　　员（按姓氏音序排列）

　　　　　旦增伦珠　尕藏加　　郝时远　　何宗英
　　　　　胡　岩　　江蓝生　　晋保平　　刘晖春
　　　　　马加力　　石　硕　　宋月华　　苏发祥
　　　　　许德存（索南才让）许广智　　杨　群
　　　　　扎　洛　　张　云　　仲布·次仁多杰
　　　　　周伟洲　　朱　玲

课题负责人　程晓明

课题组成员　张璐莹　车莲鸿　王　峦

　　　　　　　杜丽侠　胡　丹　贾　品

总　序

郝时远

中国的西藏自治区，是青藏高原的主体部分，是一个自然地理、人文社会极具特色的地区。雪域高原、藏传佛教彰显了这种特色的基本格调。西藏地区平均海拔4000米，是人类生活距离太阳最近的地方；藏传佛教集中体现了西藏地域文化的历史特点，宗教典籍中所包含的历史、语言、天文、数理、哲学、医学、建筑、绘画、工艺等知识体系之丰富，超过了任何其他宗教的知识积累，对社会生活的渗透和影响十分广泛。因此，具有国际性的藏学研究离不开西藏地区的历史和现实，中国理所当然是藏学研究的故乡。

藏学研究的历史通常被推溯到17世纪西方传教士对西藏地区的记载，其实这是一种误解。事实上，从公元7世纪藏文的创制，并以藏文追溯世代口传的历史、翻译佛教典籍、记载社会生活的现实，就是藏学研究的开端。同一时代汉文典籍有关吐蕃的历史、政治、经济、文化、社会生活及其与中原王朝互动关系的记录，就是中国藏学研究的本土基础。现代学术研究体系中的藏学，如同汉学、东方学、蒙古学等国际性的学问一样，曾深受西学理论和方法的影响。但是，西学对中国的研究也只能建立在中国历史资料和学术资源基础之上，因为这些历史资料、学术资源中所蕴含的不仅是史实，而且包括了古代记录者、撰著者所依据的资料、分析、解读和观念。因此，中国现代藏学研究的发展，不仅需要参考、借鉴和吸收西学的成就，而且必须立足本土的传统，光大中国藏学研究的中国特色。

作为一门学问，藏学是一个综合性的学术研究领域，"西藏历史与现状综合研究项目"即是立足藏学研究综合性特点的国家社会科学基金重大特别委托项目。自2009年"西藏历史与现状综合研究项目"启动以来，中国社会科学院建立了项目领导小组，组成了专家委员会，制定了《"西藏历史与现状综合研究项目"管理办法》，采取发布年度课题指南和委托的方式，面向全国进行招标申报。几年来，根据年度发布的项目指南，通过专家初审、专家委员会评审的工作机制，逐年批准了一百多项课题，约占申报量的十分之一。这些项目的成果形式主要为学术专著、档案整理、文献翻译、研究报告、学术论文等类型。

承担这些课题的主持人，既包括长期从事藏学研究的知名学者，也包括致力于从事这方面研究的后生晚辈，他们的学科背景十分多样，包括历史学、政治学、经济学、民族学、人类学、宗教学、社会学、法学、语言学、生态学、心理学、医学、教育学、农学、地理学和国际关系研究等诸多学科，分布于全国23个省、自治区、直辖市的各类科学研究机构、高等院校。专家委员会在坚持以选题、论证等质量入选原则的基础上，对西藏自治区、青海、四川、甘肃、云南这些藏族聚居地区的学者和研究机构，给予了一定程度的支持。这些地区的科学研究机构、高等院校大都具有藏学研究的实体、团队，是研究西藏历史与现实的重要力量。

"西藏历史与现状综合研究项目"具有时空跨度大、内容覆盖广的特点。在历史研究方面，以断代、区域、专题为主，其中包括一些历史档案的整理，突出了古代西藏与中原地区的政治、经济和文化交流关系；在宗教研究方面，以藏传佛教的政教合一制度及其影响、寺规戒律与寺庙管理、僧人行止和社会责任为重点，突出了藏传佛教与构建和谐社会的关系；在现实研究方面，则涉及政治、经济、文化、社会和生态环境等诸多领域，突出了跨越式发展和长治久安的主题。

在平均海拔4000米的雪域高原，实现现代化的发展，是中国改革开放以来推进经济社会发展的重大难题之一，也是没有国际经验可资借鉴的中国实践，其开创性自不待言。同时，以西藏自治区现代化为主题的经济社会发展，不仅面对地理、气候、环境、经济基础、文化特点、社会结构等特殊性，而且面对境外达赖集团和西方一些所谓"援藏"势力制造的"西藏问题"。因此，这一项目的实施也必然包括针对这方面的研究选题。

所谓"西藏问题"是近代大英帝国侵略中国、图谋将西藏地区纳入其殖民统治而制造的一个历史伪案，流毒甚广。虽然在一个世纪之后，英国官方承认以往对中国西藏的政策是"时代错误"，但是西方国家纵容十四世达赖喇嘛四处游说这种"时代错误"的国际环境并未改变。作为"时代错误"的核心内容，即英国殖民势力图谋独占西藏地区，伪造了一个具有"现代国家"特征的"香格里拉"神话，使旧西藏的"人间天堂"印象在西方社会大行其道，并且作为历史参照物来指责1959年西藏地区的民主改革、诋毁新西藏日新月异的现实发展。以致从17世纪到20世纪上半叶，众多西方人（包括英国人）对旧西藏黑暗、愚昧、肮脏、落后、残酷的大量实地记录，在今天的西方社会舆论中变成讳莫如深的话题，进而造成广泛的"集体失忆"现象。

这种外部环境，始终是十四世达赖喇嘛及其集团势力炒作"西藏问题"和分裂中国的动力。自20世纪80年代末以来，随着苏联国家裂变的进程，达赖集团在西方势力的支持下展开了持续不断、无孔不入的分裂活动。达赖喇嘛以其政教合一的身份，一方面在国际社会中扮演"非暴力"的"和平使者"，另一方面则挑起中国西藏等地区的社会骚乱、街头暴力等分裂活动。2008年，达赖集团针对中国举办奥运会而组织的大规模破坏活动，在境外形成了抢夺奥运火炬、冲击中国大使馆的恶劣暴行，在境内制造了打、砸、烧、杀的严重罪行，其目的就是要使所谓"西藏问题"弄假成真。而一些西方国家对此视而不见，则大都出于"乐观其成"的"西化""分化"中国的战略意图。其根本原因在于，中国的经济社会发展蒸蒸日上，西藏自治区的现代化进程不断加快，正在彰显中国特色社会主义制度的优越性，而西方世界不能接受中国特色社会主义取得成功，达赖喇嘛不能接受西藏地区彻底铲除政教合一封建农奴制度残存的历史影响。

在美国等西方国家的政治和社会舆论中，有关中国的议题不少，其中所谓"西藏问题"是重点之一。一些西方首脑和政要时不时以会见达赖喇嘛等方式，来表达他们对"西藏问题"的关注，显示其捍卫"人权"的高尚道义。其实，当"西藏问题"成为这些国家政党竞争、舆论炒作的工具性议题后，通过会见达赖喇嘛来向中国施加压力，已经成为西方政治作茧自缚的梦魇。实践证明，只要在事实上固守"时代错误"，所谓"西藏问题"的国际化只能导致搬石砸脚的后果。对中国而言，内因是变化的依据，外因是变化的条件这一哲学原理没有改变，推进"中国特色、西藏特点"现代化建设的时间表是由中国确定的，中国具备抵御任何外部势力破坏国家统一、民族团结、社会稳定的能力。从这个意义上说，本项目的实施不仅关注了国际事务中的涉藏斗争问题，而且尤其重视西藏经济社会跨越式发展和长治久安的议题。

在"西藏历史与现状综合研究项目"的实施进程中，贯彻中央第五次西藏工作座谈会的精神，落实国家和西藏自治区"十二五"规划的发展要求，是课题立项的重要指向。"中国特色、西藏特点"的发展战略，无论在理论上还是在实践中，都是一个现在进行时的过程。如何把西藏地区建设成为中国"重要的国家安全屏障、重要的生态安全屏障、重要的战略资源储备基地、重要的高原特色农产品基地、重要的中华民族特色文化保护地、重要的世界旅游目的地"，不仅需要脚踏实地地践行发展，而且需要科学研究的智力支持。在这方面，本项目设立了一系列相关的研究课题，诸如西藏跨越式发展目标评估，西藏民生改善的目标与政策，西藏基本公共服务及其管理能力，西藏特色经济发展与发展潜力，西藏交通运输业的发展与国内外贸易，西藏小城镇建设与发展，西藏人口较少民族及其跨越式发展等研究方向，分解出诸多的专题性研究课题。

注重和鼓励调查研究，是实施"西藏历史与现状综合研究项目"的基本原则。对西藏等地区经济社会发展的研究，涉面甚广，特别是涉及农村、牧区、城镇社区的研究，都需要开展深入的实地调查，课题指南强调实证、课题设计要求具体，也成为这类课题立项的基本条件。在这方面，我们设计了回访性的调查研究项目，即在20世纪五六十年代开展的藏区调查基础上，进行经济社会发展变迁的回访性调查，以展现半个多世纪以来这些微观社区的变化。这些现实性的课题，广泛地关注了经济社会的各个领域，其中包括人口、妇女、教育、就业、医疗、社会保障等民生改善问题，宗教信仰、语言文字、传统技艺、风俗习惯等文化传承问题，基础设施、资源开发、农牧业、旅游业、城镇化等经济发展问题，自然保护、退耕还林、退牧还草、生态移民等生态保护问题，等等。我们期望这些陆续付梓的成果，能够从不同侧面反映西藏等地区经济社会发展的面貌，反映藏族人民生活水平不断提高的现实，体现科学研究服务于实践需求的智力支持。

如前所述，藏学研究是中国学术领域的重要组成部分，也是中华民族伟大复兴在学术事业方面的重要支点之一。"西藏历史与现状综合研究项目"的实施涉及的学科众多，它虽然以西藏等藏族聚居地区为主要研究对象，但是从学科视野方面进一步扩展了藏学研究的空间，也扩大了从事藏学研究的学术力量。但是，这一项目的实施及其推出的学术成果，只是当代中国藏学研究发展的一个加油站，它在一定程度上反映了中国藏学研究综合发展的态势，进一步加强了藏学研究服务于"中国特色、西藏特点"的发展要求。但是，我们也必须看到，在全面建成小康社会和全面深化改革的进程中，西藏实现跨越式发展和长治久安，无论是理论预期还是实际过程，都面对着诸多具有长期性、复杂性、艰巨性特点的现实问题，其中包括来自国际层面和境外达赖集团的干扰。继续深化这些问题的研究，可谓任重道远。

在"西藏历史与现状综合研究项目"进入结项和出版阶段之际，我代表"西藏历史与现状综合研究项目"专家委员会，对全国哲学社会科学规划办公室、中国社会科学院及其项目领导小组几年来给予的关心、支持和指导致以崇高的敬意！对"西藏历史与现状综合研究项目"办公室在组织实施、协调联络、监督检查、鉴定验收等方面付出的努力表示衷心的感谢！同时，承担"西藏历史与现状综合研究项目"成果出版事务的社会科学文献出版社，在课题鉴定环节即介入了这项工作，为这套研究成果的出版付出了令人感佩的努力，向他们表示诚挚的谢意！

2013 年 12 月北京

前 言

短短几十年间,在西藏自治区党委和政府的领导下,在中央和各省区市的大力支援下,西藏卫生事业发生了巨大变化,取得了举世瞩目的成就。目前,以拉萨为中心辐射全区城乡的医疗卫生服务网络已基本建立,整体服务功能逐步增强,广大人民群众的健康水平显著提高。据统计,西藏人均期望寿命已由2000年的64.37岁提高到2010年的67岁;孕产妇死亡率和婴儿死亡率由2006年的244.1/10万和24.29‰分别下降到2010年的174.78/10万和20.70‰。

党中央、国务院对西藏地区的卫生工作高度重视,各省、自治区、直辖市也为西藏卫生事业的发展进行了多方面的援助。"十一五"期间,中央专项投资西藏卫生事业的25.6亿元,近半数用在了基础设施建设方面,支持了815个县级医院、县妇幼保健院、乡镇卫生院、村卫生室等基础设施建设和基本设备购置;在公共卫生服务方面,按照人均最高补助标准(12元/人)对西藏给予补助,组织开展了9类21项基本公共卫生服务;在人才培养方面,先后组派了200余名城市三甲医院医务人员对口支援西藏县级医院;在藏医药方面,安排专项资金2亿元,重点支持西藏6个地区和20个县的藏医医院实施了改扩建项目。

按照中央统一部署,自2006年以来,北京、天津、湖北等17个省(市)和中国医学科学院、中国疾病预防控制中心等7个部局属（管）单位承担对口援藏任务，选派医疗队和援藏干部深入西藏7个地市和73个县（市、区）的各级各类医疗卫生机构工作。这些单位共筹措资金4.6亿元，组织实施137个项目，支援车辆、医用设备等700余件，通过大规模、强力度的投资和建设，使西藏的医疗卫生条件、就医环境及医疗设施设备得到明显改善，这些工作有力地推动了西藏卫生事业发展。

"十二五"期间，国家对西藏卫生事业的资金投入总额预计将达到40亿元。第五次全国卫生援藏工作的开展将逐步缩小西藏与内地卫生事业发展的差距，促进人民群众主要健康指标得到提高。按照卫生援藏工作的中长期发展目标：到2015年，西藏将初步建立起覆盖城乡居民的基本医疗卫生制度，人民群众主要健康指标达到西部地区中上水平；到2020年，基本建立覆盖城乡居民的基本医疗卫生制度，人民群众主要健康指标达到全国平均水平。

本研究报告通过对西藏地区基本医疗与公共卫生服务能力现况、发展、问题及其影响因素的研究，为提高西藏地区基本医疗与公共卫生服务能力，保障城乡居民基本医疗卫生服务和政府决策提供参考依据。

目 录

第一章 西藏社会经济与人口概况 / 1
    一 行政区域 / 1
    二 人口概况 / 1
    三 社会经济和财政收支情况 / 5
    四 城乡居民收支情况 / 8
    五 小结 / 11

第二章 西藏基本医疗与公共卫生服务
        情况分析 / 13
    一 健康状况 / 13
    二 传染病情况 / 14
    三 地方病情况 / 18
    四 医疗卫生服务情况 / 21
    五 小结 / 25

第三章 西藏基本医疗与公共卫生服务
        能力研究 / 29
    一 总体卫生资源配置与服务提供情况 / 29

二　医疗卫生机构资源配置与服务提供情况 / 47
　　三　小结 / 67

第四章　林芝地区医疗卫生服务能力研究 / 74
　　一　西藏林芝地区卫生人力资源配置的
　　　　基本情况 / 74
　　二　西藏林芝地区卫生服务能力存在的
　　　　问题及建议 / 78

第五章　卫生部门相关领导访谈 / 81
　　一　西藏基本医疗与公共卫生服务能力
　　　　建设面临的问题 / 81
　　二　解决当前存在问题的方法 / 83

第六章　对策和建议 / 85
　　一　实现卫生事业跨越式发展，仍需国家
　　　　大力支持 / 85
　　二　根据西藏自身特点制定区域卫生
　　　　发展规划 / 85
　　三　当前西藏基本医疗与公共卫生
　　　　服务的重点 / 86
　　四　医疗服务能力建设，突出重点，
　　　　扭转弱势 / 87
　　五　妇幼保健服务能力建设，完善机构设置和
　　　　人才培养 / 88
　　六　疾病预防控制能力建设，培养人才，
　　　　留住人才 / 88

七　改善工作生活条件，建立卫生骨干人才
　　发展基金 / 89
八　根据实际需要，大力发展医学教育事业 / 89

附　录 / 90

第一章 西藏社会经济与人口概况

西藏地区基本医疗与公共卫生服务能力，与西藏地区的社会经济发展水平、环境及人口状况等密切相关。本部分从西藏自治区行政区划、人口概况、社会经济、财政收支以及城乡居民收支情况等几个方面对西藏自治区社会经济和人口的基本情况进行分析。

一 行政区域

西藏自治区位于中国的西南边疆，青藏高原的西南部，北与新疆维吾尔自治区和青海省毗邻，东连四川省，东南与云南省相连，南部和西部与缅甸、印度、不丹、尼泊尔等国接壤，有全长近4000公里的边境线。全区土地面积123万平方公里，占全国总面积的12.8%。

西藏自治区的行政区域划分成5个地级市（拉萨市、昌都市、林芝市、山南市、日喀则市），2个地区（那曲地区、阿里地区）和73个县（市、区）[①]。

二 人口概况

西藏自治区是以藏族为主体的民族自治区，其他民族还包括汉

[①] 昌都市、林芝市、山南市、日喀则市在2014~2016年改为地级市，而本书的资料收集时间均在此前，故后文仍用"地区"。

族、回族、门巴族和珞巴族等。2005~2010年西藏自治区人口数逐年增长，其增长比全国总人口数的增长更快，两者的年增长率分别为1.62%和0.50%，2010年西藏人口数达到300.21万人。从人口密度上看，2010年全国人口密度在139.64人/km²，而西藏自治区只有2.44人/km²，西藏自治区地处高原，具有地广人稀的特点，对医疗卫生工作的开展提出了巨大的挑战（见表1-1）。

表1-1 2005~2010年全国及西藏自治区总人口数

年份	人口数（万人）		人口密度（人/km²）	
	全国	西藏	全国	西藏
2005	130756	277.00	136.17	2.25
2006	131448	281.00	136.89	2.29
2007	132129	284.15	137.60	2.31
2008	132802	287.08	138.30	2.34
2009	133474	290.03	139.00	2.36
2010	134091	300.21	139.64	2.44
年增长率（%）	0.50	1.62	—	—

2005~2009年西藏自治区城乡人口数及构成情况显示，西藏自治区人口主要为乡村人口，随着社会经济的发展，乡村人口所占比重逐年下降，由2005年占总人口比重的80.2%降至2009年的76.2%，城镇人口年均上升约1个百分点（见表1-2）。与全国比较，西藏自治区城镇化程度相对较低，医疗卫生服务对象主要为广大区域的农牧业人口。

2005~2009年西藏自治区的人口出生率和死亡率均逐年下降，均下降约2个百分点；人口自然增长率略有降低，2009年比2007年下降了1.1个百分点（见表1-3）。

表1-2 2005~2009年西藏自治区城乡人口数及比重

年份	年末总人口（万人）	城镇		乡村	
		人口数（万人）	比重（%）	人口数（万人）	比重（%）
2005	277.00	54.93	19.8	222.07	80.2
2006	281.00	55.72	19.8	225.28	80.2
2007	284.15	60.52	21.3	223.63	78.7
2008	287.08	64.90	22.6	222.18	77.4
2009	290.03	69.03	23.8	221.00	76.2

表1-3 2005~2009年西藏自治区人口出生率、死亡率和自然增长率

单位：%

年份	出生率	死亡率	自然增长率
2005	17.9	7.2	10.8
2006	17.4	5.7	11.7
2007	16.4	5.1	11.3
2008	15.5	5.2	10.3
2009	15.3	5.1	10.2

由于西藏社会经济、文化和卫生事业的发展，医疗卫生服务和人民健康水平的提高，1990年、2000年和2008年西藏人口的年龄构成产生了较大的变化。2008年人口构成与1990年比较，15~64岁组人口所占百分比增加了11.6个百分点（占71.4%），0~14岁组人口下降13.6个百分点（占22.0%），65岁及以上组人口增加了2个百分点（见表1-4）。说明西藏自治区人口以青壮年为主，人口老龄化呈加速态势。

1990年、2000年和2008年西藏自治区的少年儿童和老年人抚养比如表1-5所示，全国和西藏自治区的少年儿童抚养比均呈下

降的趋势，这和逐年下降的出生率有关；而老年人口抚养比则呈增长趋势。西藏自治区的少年儿童抚养比高于全国同期水平，而老年人口抚养比低于全国同期水平。说明西藏自治区与全国水平比较，人口较年轻，人口老龄化趋势较不明显（但也在逐步进入老龄化社会）。

表1-4　主要年份西藏自治区的人口年龄构成情况

年份	不同年龄段人口比例（%）		
	0~14岁	15~64岁	65岁及以上
1990	35.6	59.8	4.6
2000	31.2	64.3	4.5
2008	22.0	71.4	6.6

表1-5　主要年份西藏自治区少年儿童、老年人抚养比情况*

年份	少年儿童抚养比（%）		老年人口抚养比（%）	
	全国	西藏	全国	西藏
1990	41.50	59.50	8.40	7.60
2000	32.70	48.80	10.00	7.10
2008	23.70	30.80	13.00	9.30

* 该数据来自各次国家卫生服务调查报告，无近年数据。

2007~2010年，西藏自治区的学龄儿童净入学率高达98%以上；但小学和初中毕业生分别下降了3.6个和11.7个百分点，每十万人口平均在校学生数2010年有所下降（见表1-6），成为西藏自治区九年制义务教育应该考虑的重要问题。

表 1-6 2007~2010 年西藏自治区入学率、升学率及每十万人口在校学生数

年份	学龄儿童净入学率（%）	升学率（%）			每十万人口平均在校学生数（人）				
		小学毕业	初中毕业	高中毕业	幼儿园	小学	初中阶段	高中阶段	高等学校
2007	98.2	97.1	58.0	65.20	330.00	11896.00	4626.00	1894.00	1014.00
2008	98.5	93.8	48.8	65.20	395.37	11408.86	4865.09	2248.15	1174.02
2009	98.8	98.4	55.2	65.20	560.00	10635.00	4989.00	2082.00	1317.00
2010	99.2	93.5	46.3	—	779.92	9973.29	5986.48		1036.24

三 社会经济和财政收支情况

2005~2010 年，西藏地区生产总值和人均 GDP 均快速增长，到 2010 年西藏地区生产总值达到 507.46 亿元，翻了一番。按可比价格计算，人均 GDP 也由 2005 年的 9036 元上升到 2010 年的 17319 元。西藏地区生产总值和人均 GDP 的增长速度基本保持在 12% 和 11% 以上（见表 1-7）。这说明，2005~2010 年西藏自治区的经济发展较快且发展势头较稳定。

2005~2010 年，西藏自治区的财政收支情况如表 1-8 所示。2005~2010 年，西藏自治区的财政收入和财政支出的年均增幅分别超过 22% 和 24%。到 2010 年，全年财政收入总额达 573.47 亿元，其中地方财政收入 42.47 亿元，国家补助收入 531.00 亿元；全年财政总支出为 562.58 亿元，其中，一般预算支出 551.06 亿元。

2010 年预算总支出与 2009 年的 470.13 亿元相比增长了 17.22%。一般公共服务、教育、文化体育与传媒以及社会保障和就业支出均为负增长；在科学技术、医疗卫生、环境保护和其他支

出的增长中，以医疗卫生预算支出增长幅度最大，达到45.05%（见表1-9），充分体现出西藏自治区党委和政府对医疗卫生工作的高度重视。

表1-7　2005～2010年西藏地区生产总值、人均GDP及增长速度

年份	GDP（亿元）	增长速度（%）	人均GDP（元）	增长速度（%）
2005	248.80	12.1	9036	10.7
2006	290.76	13.3	10422	11.8
2007	341.43	14.0	12083	12.5
2008	394.85	10.1	13824	9.0
2009	441.36	12.4	15295	11.2
2010	507.46	12.3	17319	11.2

注：增长速度均已按照可比价格进行了调整。

表1-8　2005～2010年西藏财政收支一般情况

年份	财政收入（亿元）			财政支出（亿元）	
	总额	地方财政	国家补助	总额	一般预算支出
2005	205.86	14.33	191.53	189.16	185.45
2006	217.50	17.27	200.79	202.30	200.20
2007	303.56	23.14	280.41	279.36	275.37
2008	386.45	28.59	357.86	384.02	380.66
2009	501.86	30.91	470.95	471.13	470.13
2010	573.47	42.47	531.00	562.58	551.04
年均增长（%）	22.74	24.27	22.62	24.36	24.33

资料来源：《西藏统计年鉴2011》，中国统计出版社，2011。

与2009年相比，2010年西藏自治区各地市的财政收入和财政支出均有所增长，其中拉萨市明显高于其他地区；其他地区以山南地区财政收入的增长速度最快，达23.84%；林芝地区财政支出的

增长速度最快,达 21.69%(见表 1-10)。

表 1-9 2009~2010 年西藏一般预算支出情况

一般预算支出	2009 年		2010 年		增长速度（%）
	总额（亿元）	所占比例（%）	总额（亿元）	所占比例（%）	
一般公共服务	85.72	18.23	72.35	13.13	-15.60
教育	61.04	12.98	60.80	11.03	-0.40
科学技术	2.69	0.57	2.71	0.49	0.74
文化体育与传媒	13.36	2.84	12.48	2.26	-6.59
社会保障和就业	33.35	7.09	31.91	5.79	-4.32
医疗卫生	22.09	4.70	32.04	5.81	45.04
环境保护	9.75	2.07	11.77	2.14	20.72
其他支出	242.12	51.5	327.01	59.34	35.06
合计/平均	470.12	100.00	551.07	100.00	17.22

表 1-10 2009~2010 年西藏各地市财政收支情况

地区	2009 年		2010 年		增长速度（%）	
	财政收入（亿元）	财政支出（亿元）	财政收入（亿元）	财政支出（亿元）	收入	支出
拉萨市	10.05	37.73	15.02	51.35	49.45	36.10
昌都地区	2.79	26.40	3.14	28.67	12.54	8.60
山南地区	3.23	24.12	4.00	28.53	23.84	18.28
日喀则地区	2.92	33.56	3.35	39.87	14.73	18.80
那曲地区	1.80	22.96	1.99	25.67	10.56	11.80
阿里地区	0.92	12.42	1.04	13.42	13.04	8.05
林芝地区	2.87	15.72	3.46	19.13	20.56	21.69
合计/平均	24.58	172.91	32.00	206.64	30.19	19.51

西藏自治区各地市的财政收入远低于财政支出,主要靠自治区和中央的转移支付达到财政预算的收支平衡。

四　城乡居民收支情况

2005~2010年西藏自治区农牧民年人均纯收入和城镇居民年人均可支配收入均逐年增长，年增长率分别为14.78%和12.24%；2010年农牧民年人均纯收入达4139元，城镇居民年人均可支配收入为14980元（见表1-11）。

表1-11　2005~2010年西藏地区城乡年人均纯收入情况

年份	农牧民年人均纯收入		城镇居民年人均可支配收入	
	绝对数（元）	增长速度（%）	绝对数（元）	增长速度（%）
2005	2078	11.66	8411	2.57
2006	2435	17.18	8941	6.30
2007	2788	14.50	11131	24.49
2008	3176	13.92	12482	12.14
2009	3532	11.21	13544	8.51
2010	4139	17.19	14980	10.60
年增长率（%）	14.78	—	12.24	—

2010年全国和西部七省区城乡居民收支情况如表1-12所示，西部七省区居民收支的各项指标均低于全国同期平均水平。各地农村居民人均纯收入约为城镇居民人均可支配收入的1/4~1/3。西藏自治区城乡居民的生活消费性支出均处于西部地区的最低水平，分别为9685.5元和2666.9元。

2010年西藏各地区城乡居民人均收支情况见表1-13。2010年林芝地区的农牧民人均纯收入最高，为5411元，该地区农牧民生活消费支出也最高，达2944元；阿里地区城镇居民人均可支配收入最高，为19615元；拉萨市城镇居民消费性支出最高，为11687

元；总体反映各地区及城乡之间存在较大的差异。

表1-12 2010年全国和西部七省区城乡居民收支情况

地区	城镇居民人均收入情况		城镇居民消费支出		农村居民人均收支情况	
	总收入（元）	其中：可支配收入（元）	总支出（元）	其中：消费性支出（元）	纯收入（元）	生活消费支出（元）
全国	21033.4	19109.4	18258.4	13471.5	5919.0	4381.8
西藏	16539.0	14980.5	12054.3	9685.5	4138.7	2666.9
云南	17478.9	16064.5	14693.5	11074.1	3952.0	3398.3
贵州	15138.8	14142.7	13479.4	10058.3	3471.9	2852.5
青海	15480.8	13855.0	13604.4	9613.8	3862.7	3774.5
新疆	15421.6	13643.8	13980.3	10197.1	4642.7	3457.9
宁夏	17536.8	15344.5	16742.5	11334.4	4674.9	4013.2
甘肃	14307.3	13188.6	12552.0	9895.4	3424.7	2942.0

表1-13 2010年西藏各地区城乡居民人均收支情况

地区	农牧民		城镇居民	
	人均纯收入（元）	生活消费支出（元）	人均可支配收入（元）	消费性支出（元）
拉萨市	5003	2482	16567	11687
昌都地区	3662	2938	12730	7554
山南地区	4330	2464	14179	9119
日喀则地区	3750	2564	14700	9704
那曲地区	4081	1783	14623	9837
阿里地区	3451	1843	19615	9659
林芝地区	5411	2944	13439	7338

2008～2010年西藏地区城乡居民家庭的消费性总支出和各分项支出基本上逐年增加（见表1-14）。

表 1-14　2008～2010 年西藏地区城乡居民家庭人均各类消费性支出水平

消费性支出	城镇居民家庭（元）			农村居民家庭（元）		
	2008 年	2009 年	2010 年	2008 年	2009 年	2010 年
食品	4263	4582	4848	1091	1175	1287
衣着	1012	1086	1159	248	276	317
居住	635	690	727	365	463	308
家庭设备用品及服务	310	357	376	136	148	174
医疗保健	317	352	386	53	76	75
交通和通信	967	1063	1231	148	205	219
教育文化娱乐服务	420	466	478	55	55	51
其他商品和服务	400	439	482	52	53	71
合计	8324	9035	9687	2148	2451	2502

如表 1-14 所示，在 2008～2010 年西藏地区城乡居民家庭人均各类消费性支出构成中，食品支出最高，占总支出的 50% 左右。

城镇居民家庭占比较高的支出项目为衣着支出、交通和通信支出，各占总支出的 12% 左右。

农村居民家庭占比较高的为居住和衣着支出，2010 年分别占总支出的 12.31% 和 12.67%。

医疗保健支出在城镇居民家庭支出中所占比重呈现逐年增加的趋势，2010 年为 3.98%，农牧民家庭的医疗保健支出比重为 3.00%；而绝对数前者（386 元）是后者（75 元）的 5.15 倍，城乡居民存在很大差距。

西藏医疗保障制度发展状况良好，2011 年城镇医保参保人数 42.43 万人，农牧区合作医疗制度继续保持全人口覆盖。政府补助农牧民医疗经费标准为 180 元，农牧民 80% 以上的医药费得到报销补偿，封顶线达到农牧民人均纯收入的 6 倍以上。同时，建立了农牧民大病补充医疗商业保险,保险赔付比例达到100%,赔付封顶线达每年每人7万元。

表1-15 2008~2010年西藏地区城乡居民家庭人均各类消费性支出比重

消费性支出	城镇居民家庭（%）			农村居民家庭（%）		
	2008年	2009年	2010年	2008年	2009年	2010年
食品	51.21	50.71	50.05	50.79	47.94	51.44
衣着	12.16	12.02	11.96	11.55	11.26	12.67
居住	7.63	7.64	7.50	16.99	18.89	12.31
家庭设备用品及服务	3.72	3.95	3.88	6.33	6.04	6.95
医疗保健	3.81	3.90	3.98	2.47	3.10	3.00
交通和通信	11.62	11.77	12.71	6.89	8.36	8.75
教育文化娱乐服务	5.05	5.16	4.93	2.56	2.24	2.04
其他商品和服务	4.81	4.86	4.98	2.42	2.16	2.84
合计	100.00	100.00	100.00	100.00	100.00	100.00

五 小结

1. 西藏卫生事业取得显著成就

西藏卫生事业在西藏自治区党委和政府的领导下,在中央和各省区市的大力支援下,取得了举世瞩目的成就,城乡基本医疗保障制度实现全覆盖,医疗卫生服务网络基本建立,整体服务功能逐步增强,人民群众的健康水平显著提高。

2. 地广人稀,保障基本医疗服务难度大

西藏自治区的人口增长率比全国总人口增长率高,人口以青壮年为主,人口老龄化呈加速态势;人口密度不到2.5人/km^2,2010年农牧区人口比重占75.6%。

西藏自治区地处高原,具有地广人稀的特点,直接影响到居民医疗服务的可及性（地广）和医疗机构的生存发展（人稀），保障基本医疗与公共卫生服务的难度很大，基本医疗与公共卫生服务的重点和难点主要为广大区域的农牧业人口。

3. 社会经济高速增长，仍需国家大力补助

按可比价格计算，2005~2010年全区GDP和人均GDP的年增长速度分别保持在12%和11%以上；2010年GDP达到507.46亿元，比2005年翻了一番。

2005~2010年西藏自治区的财政收入和财政支出的年均增幅分别超过22%和24%。到2010年，全年财政收入总额达573.47亿元，其中国家补助收入531.00亿元；财政总支出为562.58亿元。西藏自治区各地市的财政收入远低于财政支出，主要靠自治区和中央的转移支付达到财政预算的收支平衡。

4. 城乡居民收入增长速度快，但绝对值水平仍然较低

2005~2010年西藏自治区农牧民年人均纯收入和城镇居民年人均可支配收入年增长率分别为14.78%和12.24%；2010年农牧民年人均纯收入达4139元，城镇居民年人均可支配收入为14980元。

但是，西藏自治区城乡居民的生活消费性支出均处于西部地区的最低水平，分别为9685.5元和2666.9元。各地区及城乡之间存在较大的差异。

5. 西藏各项预算支出中，医疗卫生预算支出增幅最大

2010年医疗卫生预算支出比2009年增长45.05%，充分体现出西藏自治区党委和政府对医疗卫生工作的高度重视。

6. 居民医疗保健支出逐年增加，城乡差距较大

医疗保健支出在城镇居民家庭支出中所占比重呈现逐年增加的趋势，2010年为3.98%，农牧民家庭的医疗保健支出比重为3.00%；绝对数显示城乡居民医疗保健支出差距较大，2010年城镇居民医疗保健支出是农村居民的5.15倍。

第二章 西藏基本医疗与公共卫生服务情况分析

西藏自治区地处青藏高原地区，藏族农牧民所占比重高，人民生活习惯和当地自然生态特点导致其疾病发生特点与内地有很大不同。传染病、地方病一直是影响当地居民健康的重要因素，随着居民寿命的延长，人口老龄化问题逐步显现，循环系统、呼吸系统的慢性疾病成为居民使用医疗卫生服务的重要原因。

一 健康状况

西藏人均期望寿命已由2000年的64.37岁提高到2010年的67岁，但与全国2009年期望寿命73.0岁相比仍然有较大差距，与2010年上海人均期望寿命84.44岁相比，更是相差了17.44岁。

孕产妇死亡率和婴儿死亡率由2006年的244.1/10万和24.29‰分别下降到2010年的174.78/10万和20.70‰，但是仍然远远高于全国平均水平，特别是孕产妇死亡率约为全国平均水平的6倍（见表2-1）。

西藏自治区开展了以农牧民为重点的妇幼保健和初级卫生保健工作。特别是农牧民孕产妇在各级医疗机构住院分娩发生的费用，可以在大病统筹基金中实报实销，有利于提高住院分娩率，降低孕产妇死亡率和婴儿死亡率。

表 2-1 2006~2010 年西藏地区婴儿死亡率和孕产妇死亡率情况

年份	婴儿死亡率（‰）			孕产妇死亡率（1/10 万）		
	全国	上海*	西藏	全国	上海	西藏
2006	17.20	4.01	24.29	41.10	8.31	244.10
2007	15.30	3.00	27.10	36.60	6.68	254.60
2008	14.90	2.96	—	34.20	6.91	—
2009	13.80	2.89	21.15	31.90	7.08	232.23
2010	13.10	3.12	20.70	30.00	5.30	174.78

* 上海市数据均为户籍人口情况。

二 传染病情况

2005 年和 2009 年，西藏自治区甲类法定报告传染病的发病率变化趋势不明显，2009 年发病率略高于全国水平，但是死亡率和病死率则低于全国平均水平（见表 2-2）。5 年中，西藏自治区没有霍乱发生。

表 2-2 2005~2009 年西藏自治区甲类法定报告传染病发病率、死亡率及病死率

年份	发病率（1/10 万）	死亡率（1/10 万）	病死率（%）
2005	293.65	0.61	0.21
2006	256.04	0.54	0.21
2007	197.70	0.68	0.34
2008	160.03	0.67	0.42
2009	296.28	0.98	0.33
2009 年全国	263.52	1.12	0.42

根据卫生部规定，我国共有 26 种乙类传染病。以下根据西藏

自治区的具体情况，主要分析了病毒性肝炎、痢疾、伤寒和副伤寒、艾滋病、淋病、梅毒、麻疹、百日咳、猩红热、流行性脑脊髓膜炎、布鲁氏菌病、炭疽、流行性乙型脑炎、登革热、疟疾及肺结核等16种乙类传染病的发病率、死亡率和病死率情况。

2005～2009年，西藏自治区病毒性肝炎发病率总体略微呈上升趋势，在各种类型病毒性肝炎中，以甲肝和乙肝为主。2009年病毒性肝炎的发病率为31.15/10万，但远低于全国的107.30/10万，且无死亡病例（见表2-3）。

表2-3 2005～2009年西藏自治区病毒性肝炎发病率、死亡率及病死率

年份	病毒性肝炎合计		
	发病率（1/10万）	死亡率（1/10万）	病死率（%）
2005	25.11	0.00	—
2006	24.18	0.00	—
2007	30.50	0.00	—
2008	36.27	0.00	—
2009	31.15	0.00	—
2009年全国	107.30	0.08	0.07

2009年痢疾发病率为66.45/10万，高于全国的20.45/10万。伤寒、副伤寒和艾滋病的发病率均低于当年的全国平均水平（见表2-4）。

2005～2009年，西藏自治区淋病和梅毒的发病率基本在1/10万～2/10万的范围波动，2009年这两种病的发病率均大大低于当年的全国平均水平。

麻疹的发病率波动较大，但总体呈下降趋势。2009年麻疹的发病率为1.64/10万，低于当年全国平均水平3.95/10万（见表2-5）。

2005~2009年，西藏自治区百日咳发病率见表2-6，2009年无百日咳的发病情况。5年内，流行性脑脊髓膜炎的发病率明显下降，2009年的发病率低于当年全国平均水平。猩红热的发病率有所波动，2009年的发病率为2.20/10万，略高于当年的全国水平（见表2-6）。

表2-4 2005~2009年西藏自治区痢疾、伤寒和副伤寒与艾滋病的发病率、死亡率及病死率

年份	痢疾			伤寒、副伤寒发病率（1/10万）	艾滋病		
	发病率（1/10万）	死亡率（1/10万）	病死率（%）		发病率（1/10万）	死亡率（1/10万）	病死率（%）
2005	76.80	0.11	0.14	0.04	0.07	—	—
2006	92.79	0.04	0.04	0.36	0.11	0.04	33.33
2007	66.52	—	—	0.04	0.04	—	—
2008	40.60	—	—	0.85	0.18	0.11	60.00
2009	66.45	—	—	0.00	0.10	0.03	33.33
2009年全国	20.45	0.00	0.01	1.28	1.00	0.50	49.66

注：缺2005~2009年西藏自治区伤寒和副伤寒死亡率和病死率的相关数据。

表2-5 2005~2009年西藏自治区淋病、梅毒和麻疹的发病率、死亡率及病死率

年份	淋病发病率（1/10万）	梅毒发病率（1/10万）	麻疹		
			发病率（1/10万）	死亡率（1/10万）	病死率（%）
2005	4.73	0.76	78.07	0.04	0.05
2006	2.67	0.54	38.01	0.04	0.10
2007	2.85	1.57	0.82	—	—
2008	1.20	1.41	10.32	0.07	0.68
2009	2.09	1.43	1.64	0.03	2.13
2009年全国	9.02	23.07	3.95	0.00	0.07

注：缺2005~2009年西藏自治区淋病、梅毒死亡率和病死率的相关数据。

表 2-6 2005~2009 年西藏自治区百日咳、猩红热和流脑的
发病率、死亡率及病死率

年份	百日咳发病率（1/10 万）	猩红热发病率（1/10 万）	流行性脑脊髓膜炎		
			发病率（1/10 万）	死亡率（1/10 万）	病死率（%）
2005	0.11	2.78	0.25	0.07	28.57
2006	0.00	2.89	0.18	0.07	40.00
2007	—	0.46	0.07	—	—
2008	0.04	0.88	0.11	0.04	33.33
2009	0.00	2.20	0.03	—	—
2009 年全国	0.12	1.66	0.05	0.01	11.68

注：缺 2005~2009 年西藏自治区百日咳、猩红热死亡率和病死率的相关数据。

2005~2009 年，西藏自治区布鲁氏菌病、炭疽和流行性乙型脑炎的发病率均有所降低，2009 年布鲁氏菌病和流行性乙型脑炎的发病率均为 0.03/10 万，明显低于当年全国水平。但炭疽的发病率虽不断降低，仍然达到 0.31/10 万，远高于当年全国平均水平 0.03/10 万（见表 2-7）。

表 2-7 2005~2009 年西藏自治区布鲁氏菌病、炭疽和乙脑的
发病率、死亡率及病死率

年份	布鲁氏菌病发病率（1/10 万）	炭疽发病率（1/10 万）	流行性乙型脑炎		
			发病率（1/10 万）	死亡率（1/10 万）	病死率（%）
2005	0.76	0.54	—	—	—
2006	0.29	0.29	0.04	0.00	0.00
2007	0.04	0.78	—	—	—
2008	0.07	0.32	0.07	0.04	50.00
2009	0.03	0.31	0.03	—	—
2009 年全国	2.70	0.03	0.29	0.01	4.40

注：缺 2005~2009 年西藏自治区布鲁氏菌病、炭疽死亡率和病死率的相关数据。

2006~2009年，西藏自治区连续4年没有发生登革热，疟疾的发病率有所下降。2009年疟疾和肺结核的发病率仍然高于当年全国的平均水平（见表2-8）。

表2-8 2005~2009年登革热、疟疾和肺结核的发病率、死亡率及病死率

年份	登革热发病率（1/10万）	疟疾发病率（1/10万）	肺结核		
			发病率（1/10万）	死亡率（1/10万）	病死率（%）
2005	3.36	100.11	0.00	0.00	—
2006	0.00	2.53	91.17	0.36	0.40
2007	0.00	3.49	90.54	0.68	0.75
2008	0.00	1.13	66.55	0.35	0.53
2009	0.00	1.50	118.30	0.87	0.74
2009年全国	0.02	1.06	81.09	0.28	0.35

注：缺2005~2009年西藏自治区登革热、疟疾死亡率和病死率的相关数据。

三 地方病情况

2005~2009年，西藏自治区克山病只在一个病区县的一个病区乡镇出现，只有2个病人。数据显示，西藏自治区的克山病控制情况良好，现症病人数没有增加（见表2-9）。

2005~2009年，西藏自治区大骨节病病区县从2005年的33个增长到2009年的39个，病区乡镇数量也有所增加，值得引起重视。2009年，临床Ⅰ度及以上病人18875人，在2008年基础上并未增加，13岁以下病人1732人，与2008年持平，说明2008年后大骨节病得到了一定的控制（见表2-10）。

表 2 – 9 2005～2009 年西藏自治区克山病防治情况

年份	病区县		病区乡镇		已控制县数（个）	现症病人数（人）			年内死亡（人）
	个数	人口数（万人）	个数	人口数（万人）		潜在型	慢型	急/亚急	
2005	1	3.80	1	0.10	—	—	2	—	—
2006	1	3.80	1	0.10	—	—	2	—	—
2007	1	4.43	1	0.37	—	—	2	—	—
2008	1	4.43	1	0.37	—	—	2	—	—
2009	1	4.43	1	0.37	—	—	2	—	—
2009 年全国	327	13287.70	2850	6084.07	257	29814	10274	—	494

表 2 – 10 2005～2009 年西藏自治区大骨节病防治情况

年份	病区县		病区乡镇		已控制县数（个）	临床 I 度及以上病人（人）	其中：13岁以下病人数（人）
	个数	人口数（万人）	个数	人口数（万人）			
2005	33	120.84	108	30.61	—	16410	1406
2006	35	127.51	121	41.14	—	18354	1518
2007	39	144.13	135	43.40	—	18898	1739
2008	39	144.13	135	37.31	—	18875	1732
2009	39	144.13	135	37.31	—	18875	1732
年增长率（%）	4.26	—	5.74	—		3.56	5.35
2009 年全国	366	10583.77	2249	4173.75	213	694482	18435

2005～2009 年，西藏自治区有 6～7 个地方性氟中毒（水型）病区县，病区村的个数自 2005 年的 6 个增长到 2009 年的 22 个。发现氟斑牙和氟骨症的人数均呈增长趋势，年增长率分别为 43.60%和 35.50%（见表 2 – 11）。说明水型地方性氟中毒对当地人民健康构成了一定影响，饮水安全问题需要予以足够的重视。

表2-11 2005~2009年西藏自治区地方性氟中毒（水型）防治情况

年份	病区县数（个）	病区村（个）	病区村人口数（万人）	已改水		现症病人数（人）	
				村数（个）	受益人口（万人）	氟斑牙	氟骨症
2005	6	6	2.26	6	1.55	638	35
2006	6	6	3.19	6	0.73	665	35
2007	7	22	—	10	—	2713	118
2008	7	22	—	10	0.41	2713	118
2009	7	22	—	10	—	2713	118
年增长率（%）	3.93	38.38	—	13.62	—	43.60	35.50
2009年全国	1137	127082	8738.05	59227	4325.00	22933659	1367610

2005~2009年，西藏自治区共有73个碘缺乏病县，2009年，现症甲状腺肿病人达到54939人，与2007年、2008年相同。其中，Ⅱ度甲状腺肿病人连续3年保持在2962人（见表2-12）。

表2-12 2005~2009年西藏自治区碘缺乏病防治情况

年份	病区县		现症病人数（人）		
	个数	人口数（万人）	甲肿	Ⅱ度甲肿	克汀病
2005	73	265.29	—	—	—
2006	73	264.78	—	—	—
2007	73	279.93	54939	2962	—
2008	73	276.17	54939	2962	—
2009	73	276.17	54939	2962	—
年增长率（%）	0.00	1.01	—	—	—
2009年全国	2784	126471.60	5187613	251514	116133

四 医疗卫生服务情况

本研究利用 2008 年第四次卫生服务调查的数据对西藏自治区人民的健康和卫生服务需求情况进行了分析。

2008 年被调查的拉萨城关区和墨竹工卡县的居民人口数分别为 2019 人和 3042 人，两周患病率分别为 5.20% 和 9.60%。西藏自治区被调查的两个区县远低于全国同期数据两周患病率 18.90% 和西部地区平均两周患病率 18.10%（见表 2-13）。

表 2-13 2008 年被调查地区两周患病率情况

地区	调查人口数（人）	患病次数（次）	两周患病率（%）
拉萨城关区	2019	105	5.20
墨竹工卡县	3042	292	9.60
合计	5061	397	7.84
全国	—	—	18.9
西部地区	—	—	18.1

分析被调查地区两周内患病者发病时间构成情况和自感严重程度构成情况可以看出，两个地区均以两周内新发病为主，墨竹工卡县有 40.70% 的患者为慢性病延续至两周内，这与全国调查数据慢性病延续到两周内占 60.90%、两周内新发占 32.10% 的情况明显不同；自感严重程度方面，两个被调查的地区分别有 27.60% 和 45.90% 的患者自感严重，自感一般的分别占 58.10% 和 46.20%。调查结果表明，有 38.60% 的患者往往在病重的时候才去就诊（见表 2-14）。

分析被调查地区两周内患病者所患疾病情况可知，两区县均以消化系统疾病为主，分别占 33.30% 和 34.20%；其次为呼吸系统疾病，分别占 26.70% 和 15.80%；循环系统疾病均约占 13.30%。

而同期国家总体上以循环系统疾病所占比例最高，呼吸系统疾病次之（见表2-15）。

表2-14 2008年被调查地区两周患病发病时间构成及自感严重程度构成

地区	发病时间构成（%）			自感严重程度（%）		
	两周内新发	急性病两周前发病	慢病延续至两周内	不严重	一般	严重
拉萨城关区	54.30	17.10	28.60	14.30	58.10	27.60
墨竹工卡县	41.10	18.20	40.70	7.90	46.20	45.90
合计	46.37	17.76	35.87	10.45	50.95	38.60

表2-15 2008年被调查地区两周患病人群所患疾病系统构成情况

疾病系统	拉萨城关区（%）	墨竹工卡县（%）	合计（%）
消化系统	33.30	34.20	33.84
呼吸系统	26.70	15.80	20.15
循环系统	13.30	13.00	13.12
泌尿生殖系统	7.60	5.10	6.10
传染病/寄生虫	2.90	1.40	2.00
其他	16.20	30.50	24.80
合计	100	100.00	100.01

两个被调查地区两周就诊人次分别为174人次和496人次，拉萨城关区两周就诊率为8.62%，墨竹工卡县为16.31%，比前者高近8个百分点。西藏自治区被调查两区县的两周就诊率平均值为13.24%，略低于同期全国平均水平14.50%。从两周内就诊病例平均就诊次数看，拉萨城关区达到2.02次，墨竹工卡县为1.90次（见表2-16）。

表 2-16 2008 年被调查地区两周就诊人次数和两周就诊率情况

地区	调查人口数（人）	患病人次数（人次）	两周就诊病例数（人）	两周就诊人次数（人次）	两周就诊率（%）	两周内就诊病例平均就诊次数（次）
拉萨城关区	2019	105	86	174	8.62	2.02
墨竹工卡县	3042	292	261	496	16.31	1.90
合计	5061	397	347	670	13.24	1.93

两个被调查地区年住院率分别为 3.71% 和 2.17%，同期全国平均水平为 6.80%；分析其住院原因构成，拉萨城关区因疾病住院者占 71.40%，墨竹工卡县占 52.40%，此外，两地均以因分娩而住院的比例为高，前者占 22.20%，后者占 36.50%，而全国同期住院原因构成中因分娩住院的比例为 16.5%（见表 2-17）。

表 2-17 2008 年被调查地区年住院率和主要原因构成情况

地区	住院例数（例数）	住院人次数（人次）	年住院率（%）	原因构成（%）			
				疾病	损伤中毒	分娩	其他
拉萨城关区	63	75	3.71	71.40	3.20	22.20	3.20
墨竹工卡县	63	66	2.17	52.40	7.90	36.50	3.20
合计	126	141	2.79	61.90	5.55	29.35	3.20

分析被调查地区住院者所患疾病情况可知，拉萨市以消化系统疾病所致住院为主，占 27.00%；其次为妊娠分娩围产期住院，占 20.20%。此外，拉萨城关区住院者中循环系统疾病者所占比例较高，为 19.00%，是该地区住院的重要原因。而墨竹工卡县则以妊娠分娩围产期住院为主，占 36.50%；其次为消化系统疾病住院，占 30.20%（见表 2-18）。

表 2–18 2008 年被调查地区住院人群所患疾病系统构成情况

疾病系统	拉萨城关区（%）	墨竹工卡县（%）	合计（%）
消化系统	27.00	30.20	28.60
妊娠分娩围产期	20.20	36.50	28.55
循环系统	19.00	4.80	11.90
呼吸系统	3.20	4.80	4.00
肿瘤	4.80	1.60	3.20
传染病/寄生虫	3.20	1.60	2.40
其他	22.60	20.50	21.35
合计	100.00	100.00	100.00

被调查的两个地区每个住院病例平均住院次数，拉萨城关区为 1.19 次/人，墨竹工卡县为 1.05 次/人；次均住院天数分别为 24.20 天和 14.60 天，明显高于同期全国平均住院天数 11.80 天的水平。

住院者中有 25.35% 的患者接受了手术治疗，拉萨城关区住院患者手术比例（31.70%）高于墨竹工卡县（19.00%，见表 2–19）。

表 2–19 2008 年被调查地区次均住院天数和手术病人所占比例情况

地区	住院例数（例）	住院人次数（次）	人均住院次数（次）	次均住院天数（天）	手术病人（%）
拉萨城关区	63	75	1.19	24.20	31.70
墨竹工卡县	63	66	1.05	14.60	19.00
合计	126	141	1.12	19.71	25.35

五　小结

（一）人民健康水平明显提高，传染病、地方病得到有效控制

随着西藏卫生事业的发展，人民健康水平有了较大提高。西藏人均期望寿命已由2000年的64.37岁提高到2010年的67岁，孕产妇死亡率和婴儿死亡率由2006年的244.1/10万和24.29‰分别下降到2010年的174.78/10万和20.70‰。

在传染病控制方面，2005年和2009年，西藏自治区甲类法定报告传染病的发病率已基本得到控制，而且死亡率和病死率低于全国平均水平，曾经严重影响西藏的霍乱在5年中没有发生。

乙类法定报告传染病的发病情况，2009年无百日咳的发病情况；5年内，流行性脑脊髓膜炎的发病率明显下降，2009年的发病率低于当年全国平均水平；布鲁氏菌病、炭疽和流行性乙型脑炎的发病率均有所降低，2009年布鲁氏菌病和流行性乙型脑炎的发病率均为0.03/10万，明显低于当年全国水平。地方病控制方面，西藏自治区的克山病控制情况良好，现症病人数没有增加。

（二）医疗服务利用率低，住院天数较长

1. 患病率及主要疾病构成

西藏自治区被调查的两个区县两周患病率（分别为5.20%和9.60%）远低于全国和西部地区同期平均水平（分别为18.90%和18.10%）。

分析被调查地区两周内患病者所患疾病情况可知，两区县均以

消化系统疾病（分别占33.30%和34.20%）、呼吸系统疾病（分别占26.70%和15.80%）和循环系统疾病（约占13.00%）为主，其次是泌尿生殖系统和传染病/寄生虫疾病。

住院原因构成中，拉萨城关区因疾病住院者占71.40%，墨竹工卡县占52.40%。两区县均以消化系统疾病住院和妊娠分娩围产期住院为主。此外，拉萨城关区住院者中循环系统疾病者所占比例较高，为19.00%。

2. 门诊和住院利用率低，住院天数长

西藏自治区被调查的两个区县两周就诊率的平均值为13.24%，略低于同期全国平均水平14.50%。两个地区均以两周内新发病为主，其中有38.60%的患者往往在病重的时候才去就诊。

两个被调查地区年住院率分别为3.71%和2.17%，远低于同期全国平均水平6.80%。

次均住院天数分别为24.20天和14.60天，明显高于同期全国平均住院天数11.80天的水平。

（三）面临的问题

西藏自治区地处青藏高原地区，藏族农牧民比重高，人民生活习惯和当地自然生态特点导致其疾病发生特点与内地有很大不同，传染病、地方病一直是影响当地居民健康的重要因素。随着居民寿命的延长，人口老龄化问题日益严重，循环系统、呼吸系统的慢性疾病成为导致居民使用医疗卫生服务的重要原因。

西藏自治区当前在基本医疗卫生工作方面依然需要重点关注的问题如下。

（1）孕产妇保健：孕产妇死亡率和婴儿死亡率由2006年的244.1/10万和24.29‰分别下降到2010年的174.78/10万和20.70‰，但是仍然远远高于全国平均水平，特别是孕产妇死亡率约为全国平均水平的6倍。降低孕产妇和婴儿死亡率是西藏卫生工作的重点之一。

（2）传染病防治：根据西藏具体情况，西藏自治区16种乙类传染病的发病率、死亡率和病死率情况分析表明，西藏自治区痢疾的发病率高于全国，2009年痢疾发病率为66.45/10万，高于全国的20.45/10万；炭疽病的发病率达到0.31/10万，远高于当年全国平均水平0.03/10万；2009年猩红热、疟疾和肺结核的发病率高于当年全国的平均水平。因此，痢疾、炭疽病以及猩红热、疟疾和肺结核病是西藏传染病防治工作的重中之重。

西藏自治区其他传染病的发病率、死亡率和病死率情况低于或接近于全国平均水平。

（3）地方病防治：2005~2009年，西藏自治区大骨节病的病区县从2005年的33个增长到2009年的39个，病区乡镇也逐年增加，值得引起重视。2009年，临床Ⅰ度及以上病人18875人，在2008年基础上并未增加，13岁以下病人1732人，与2008年持平，说明2008年后得到了一定的控制。

2005~2009年，西藏自治区有6~7个地方性氟中毒（水型）病区县，病区村的个数自2005年的6个增长到2009年的22个。发现氟斑牙和氟骨症的人数均呈增长趋势，年增长率分别为43.60%和35.50%。说明水型地方性氟中毒对当地人民健康构成了一定影响，地方性氟中毒（水型）防治问题需要予以足够重视。

2005~2009年，西藏自治区共有73个碘缺乏病县，2009年，现症甲状腺肿病人达到54939人。西藏自治区的克山病只有2个病人，控制情况良好。

就地方病而言，大骨节病、地方性氟中毒、氟斑牙和氟骨症和碘缺乏病是西藏地方病防治工作的重点。

（4）主要疾病与防治：西藏自治区样本地区城乡居民两周患病

率为7.84%，消化系统、呼吸系统和循环系统疾病是西藏自治区城乡居民疾病预防和基本医疗服务的重点。城乡居民由于收入水平仍然较低，相当一部分患者在病重的时候才去就诊，客观上存在医疗卫生服务利用不足（远低于全国平均水平）的问题。

第三章　西藏基本医疗与公共卫生服务能力研究

本研究对西藏自治区卫生资源配置与基本医疗及公共卫生服务能力从卫生机构、卫生设施、卫生人力和卫生经费等几个方面，同时结合卫生资源配置和各级各类医疗机构的服务提供情况进行了研究。

一　总体卫生资源配置与服务提供情况

1. 卫生机构数量和分布

自 2005 年以来，西藏自治区卫生机构逐年增加，其中医院由 2005 年的 97 家增加到 2010 年的 101 家，诊所由 2005 年的 393 家增加到 2010 年的 430 家，卫生监督中心由 2005 年的 1 家增加为 2010 年的 2 家，总体上卫生机构数量变化不大。截至 2009 年，西藏地区无医学科研机构、健康教育所和急救中心（站）（见表 3-1）。

西藏地区多数医疗机构为非营利性医疗机构，2009 年 100 家医院中的 97 家医疗机构、57 家妇幼保健院和 1 家疗养院均为非营利性机构；所有的卫生院、社区卫生服务中心（站）均为非营利性医疗机构，但数量逐年减少。营利性医疗机构中多数为诊所（卫生所、医务室和护理站），数量也在明显下降（见表 3-2）。

表3-1 2005~2010年西藏自治区卫生机构数

单位：家

年份	医院	疗养院	卫生院	社区卫生服务中心	诊所	采供血机构	妇幼保健院	CDC	卫生监督中心	医学培训	健康教育所
2005	97	1	666	16	393	1	55	81	1	1	1
2006	97	1	666	14	382	1	55	81	1	0	1
2007	97	1	666	14	415	1	58	81	1	1	0
2008	99	1	665	7	412	1	57	81	2	1	0
2009	100	1	657	6	418	1	57	81	2	1	0
2010	101	1	672	8	430	1	55	81	2	1	0
年增长率(%)	0.81	0.00	0.18	-12.94	1.82	0.00	0.00	0.00	14.87	0.00	-100.00

注：卫生机构总数和医疗机构数均不包括村卫生室数字，村卫生室单独统计。社区卫生服务中心含站点，诊所含卫生所、医务护理站；妇幼保健院含妇幼保健站、所，以下同。

表3-2 2005~2009年西藏自治区医疗机构数（非营利性）

单位：家

年份	医院	疗养院	卫生院	社区卫生服务中心	诊所	妇幼保健院
2005	97	1	666	16	58	55
2006	97	1	666	12	34	55
2007	97	1	666	12	31	58
2008	97	1	665	7	15	57
2009	97	1	657	6	11	57
年增长率(%)	0.00	0.00	-0.34	-21.75	-34.01	0.90

西藏自治区医院主要分为综合性医院和民族医院，其中综合性医院占医院总数的82%，民族医院占医院总数的18%（见表3-3）。

表 3-3 2005~2010 年西藏自治区医院数

年份	小计（家）	综合医院		民族医院	
		数目（家）	占医院比例（%）	数目（家）	占医院比例（%）
2005	97	80	82.47	17	17.53
2006	97	80	82.47	17	17.53
2007	97	80	82.47	17	17.53
2008	99	81	81.82	18	18.18
2009	100	82	82.00	18	18.00
2010	100	82	82.00	18	18.00
年增长率（%）	0.61	0.50	—	1.15	—

注：中医医院、中西医结合医院、护理院均没有，2010 年有专科医院 1 家。

对西藏自治区医院等级分析可见，三级医疗机构非常少，到 2009 年全自治区仅有两家三级医院，有 54 家二级和一级医院，尚有 44 家医院没有评定级别，西藏自治区医疗机构整体医疗服务供给水平不高（见表 3-4）。

表 3-4 2005~2009 年西藏自治区各等级医院情况

单位：家

年份	合计	三级			二级			一级			未评级
		合计	甲等	乙等	合计	甲等	乙等	合计	甲等	乙等	
2005	97	2	1	1	10	8	2	13	12	1	72
2006	97	1	1	0	10	9	1	16	16	0	70
2007	97	2	2	0	13	10	2	27	26	0	55
2008	99	2	2	0	14	11	2	38	36	0	45
2009	100	2	2	0	11	8	1	43	42	—	44
年增长率（%）	0.76	0.00	18.92	-100.00	2.41	0.00	-15.91	34.86	36.78	-100.00	-11.58

2. 床位数量和分布

对医院按照床位数分组可见,西藏自治区77%的医疗机构床位数不足50张,2009年床位数在100～299张的医院共10家,500张床位以上的医疗机构仅有1家,医疗机构规模相对较小(见表3-5)。

表3-5　2005～2009年西藏自治区按床位数分组的医院占比

年份	合计(家)	0～49张(%)	50～99张(%)	100～199张(%)	200～299张(%)	300～399张(%)	400～499张(%)	500～799张(%)
2005	97	81.44	7.22	6.19	4.12	0.00	1.03	0.00
2006	97	79.38	10.31	5.15	4.12	0.00	1.03	0.00
2007	97	79.38	10.31	4.12	5.15	0.00	1.03	0.00
2008	99	77.78	10.10	4.04	6.06	0.00	0.00	2.02
2009	100	77.00	12.00	4.00	6.00	0.00	0.00	1.00
年增长率(%)	0.76	—	—	—	—	—	—	—

2005～2010年西藏自治区医疗机构床位数总体呈现增长趋势,除疗养院外,各类医疗机构床位总数均有所增长,其中民族医院和乡镇卫生院增长幅度较快,年增长率分别达到6.90%和8.56%(见表3-6)。

2005～2010年西藏自治区每千人口医疗机构床位数呈总体增加趋势,2010年每千人口医疗机构床位数为3.01张,略低于2009年西部3.10张的水平;2009年每千农业人口乡镇卫生院床位数在1.17张,略高于西部地区1.06张的水平。2009年每千人口医院和卫生院床位数为2.82张,低于西部地区2.90张和全国3.06张的水平(见表3-7)。

表 3-6 2005~2010 年西藏自治区医疗机构床位数

单位：张

年份	合计	医院			疗养院	社区卫生服务中心	乡镇卫生院	妇幼保健院	其他
		小计	综合医院	民族医院					
2005	6767	4426	3817	609	58	0	1986	297	0
2007	6750	4342	3695	647	0	3	2207	198	0
2008	8720	5585	4817	768	40	0	2759	336	0
2009	8502	5368	4539	829	40	0	2774	320	0
2010	8838	5444	4514	850	40	17	2995	342	80
年增长率（%）	5.49	4.23	3.41	6.90	-7.16	—	8.56	2.86	—

注：此处缺少 2006 年数据。其他指 2010 年西藏新增专科医院 1 家，床位数 80 张。

表 3-7 2005~2010 年西藏自治区每千人口医疗机构床位数

年份	医疗机构床位数（张）	其中：医院和卫生院床位（张）			每千人口医疗机构床位（张）	每千人口医院和卫生院床位（张）			每千农业人口乡镇卫生院床位数（张）
		合计	市	县		平均	市	县	
2005	6767	6412	1495	4917	—	2.40	5.52	2.04	0.88
2006	7496	7091	1559	5532	2.79	2.64	5.63	2.30	1.14
2007	6750	6549	1500	5049	2.47	2.39	5.27	2.06	0.97
2008	8720	8344	2234	6110	3.10	2.97	7.14	2.44	1.19
2009	8502	8142	1889	6253	2.94	2.82	5.55	2.45	1.17
2010	8838				3.01				
年增长率(%)	5.87	6.15	6.02	6.19	1.75	4.15	0.15	4.62	7.23
2009 年西部	—	—	—	—	3.10	2.90	4.63	1.99	1.06
2009 年全国	—	—	—	—	3.31	3.06	4.31	1.93	1.05

* 年增长率根据 2005~2009 年的数据计算获得。

2005~2009年，西藏自治区分科床位数主要分布在内、外、妇、儿、传染科，以及民族医学和全科医学科；五官科、皮肤科、精神科、中医科、结核病科和肿瘤科等床位数很少，其中儿科、口腔科、皮肤科、结核病科等的床位数呈负增长（见表3-8）。

表3-8 2005~2009年西藏自治区医院、妇幼保健院和专科疾病防治院分科床位数

单位：张

年份	总计	预防保健科	全科医疗科	内科	外科	儿科	妇产科	眼科	耳鼻咽喉科
2005	4614	85	217	1068	933	494	594	77	38
2006	4725	129	218	1063	939	513	616	86	43
2007	4445	90	457	902	810	387	494	67	43
2008	5585	88	551	1130	994	374	606	75	46
2009	5368	97	658	1109	1022	367	549	71	39
年增长率（%）	3.86	3.36	31.96	0.95	2.30	-7.16	-1.95	-2.01	0.65

年份	口腔科	皮肤科	精神科	传染科	结核病科	肿瘤科	康复医学	中医科	民族医学科	中西医结合科	其他
2005	36	8	—	303	63	20	—	28	628	3	19
2006	30	11	20	301	9	20	0	30	674	7	12
2007	23	8	20	256	40	20	1	40	664	7	116
2008	22	6	20	262	57	37	0	32	812	1	472
2009	16	6	20	288	53	41	—	30	861	2	139
年增长率（%）	-18.35	-6.94	0.00	-1.26	-4.23	19.66	—	1.74	8.21	-9.64	64.46

3. 医疗卫生人员数量和分布

为建设一支结构合理、数量适宜、素质过硬的卫生人才队伍，西藏自治区制定并实施了《"十一五"时期西藏自治区卫生人力发

展规划》。2002年开始，西藏自治区开始面向全区从不包分配的大中专毕业生中公开招录乡镇医护人员。2002年、2004年、2005年三年共招考录用了401名乡镇医护人员，分配到全区高海拔、偏远乡镇卫生院开展工作。

分析结果表明，西藏自治区卫生人员总体呈增加趋势，除执业（助理）医师、管理人员略有降低之外，其他各类卫生人员均有所增加，2005～2010年卫生技术人员的年增长率为2.29%（见表3-9）。

表3-9 西藏自治区2005～2010年全区卫生人员数

单位：人

年份	合计	卫生技术人员						其他技术人员	管理人员	工勤人员
		小计	执业（助理）医师	注册护士	药师（士）	技师（士）	其他			
2005	10781	8913	4593	1896	—	—	2424	260	658	950
2006	10746	8895	4310	2000	—	—	2585	311	542	998
2007	10152	8069	3853	1798	350	481	1587	434	589	1060
2008	11680	9435	4376	1920	394	522	2223	509	634	1102
2009	12162	10115	4552	2007	412	514	2630	413	647	987
2010	12269	9983	4371	1986	451	491	2684	481	610	1195
年增长率（%）	2.62	2.29	-0.99	0.93	8.82	0.69	2.06	13.09	-1.50	4.70

在所有卫生人员中，市级卫生人员占32.74%，其人员配置情况如表3-10。

2009年西藏自治区每千人口卫生技术人员3.49人，每千人口执业（助理）医师为1.57人，每千人口注册护士为0.69人，均低于全国同期平均水平。但是市级每千人口卫生技术人员均超过同期全国平均水平，说明西藏自治区的卫生技术人才主要集中在市级医院以及相对发达地区（见表3-11）。

表3-10　2005~2009年西藏自治区市级医疗卫生机构卫生人员数

单位：人

年份	合计	卫生技术人员						其他技术人员	管理人员	工勤人员
		小计	执业（助理）医师	注册护士	药师（士）	技师（士）	其他			
2005	3691	2862	1336	895	—	—	631	88	294	447
2006	3779	2950	1303	949	—	—	698	74	246	509
2007	3778	2921	1350	943	158	209	261	84	265	508
2008	3862	2977	1371	1003	159	202	242	103	274	508
2009	3861	2982	1385	1021	159	194	223	129	277	473
年增长率（%）	1.13	1.03	0.90	3.35	0.32	-3.66	-22.90	10.03	-1.48	1.42

表3-11　2005~2009年西藏自治区每千人口卫生技术人员数

单位：人

年份	卫生技术人员			执业（助理）医师			注册护士		
	合计	市	县	合计	市	县	合计	市	县
2005	3.33	10.56	2.52	1.72	4.93	1.35	0.71	3.30	0.42
2006	3.31	10.65	2.47	1.60	4.70	1.25	0.74	3.43	0.44
2007	2.95	10.25	2.10	1.41	4.74	1.02	0.66	3.31	0.35
2008	3.35	9.52	2.58	1.56	4.38	1.20	0.68	3.21	0.37
2009	3.49	9.20	2.77	1.57	4.27	1.23	0.69	3.15	0.38
年增长率（%）	1.17	-3.39	2.43	-2.21	-3.53	-2.38	-0.66	-1.18	-2.26
2009年西部	3.59	5.98	2.33	1.56	2.47	1.08	1.26	2.13	0.81
2009年全国	4.15	6.03	2.46	1.75	2.47	1.10	1.39	2.22	0.65

2005~2010年西藏自治区医院卫技人员数总体不断增长，在卫生技术人员中，除管理人员的数目略有下降，其他都略有增长（见表3-12）。

表 3-12　2005～2010 年西藏自治区医院卫技人员数

单位：人

年份	合计	卫生技术人员						其他技术人员	管理人员	工勤人员
		小计	执业（助理）医师	注册护士	药师（士）	技师（士）	其他			
2005	6183	4847	2359	1467	333	247	441	158	473	705
2006	6196	4810	2246	1454	344	260	506	239	396	751
2007	6185	4761	2309	1416	300	351	385	236	462	726
2008	6820	5287	2434	1509	339	395	610	306	466	761
2009	6818	5490	2511	1556	331	410	682	180	481	667
2010	6972	5435	2502	1537	346	399	651	215	461	861
年增长率(%)	2.43	2.32	1.18	0.94	4.87	4.37	8.10	6.35	-0.51	4.08

按照分科原则统计西藏自治区的执业（助理）医师数可知，民族医学科的执业（助理）医师数最多，大力发展民族医学是发展西藏地区医疗的有效途径；其次为内科、妇产科和外科。

五官科、皮肤科、精神科、中医科、结核病科和肿瘤科以及检验科执业（助理）医师数相对于西藏自治区医疗机构数而言，明显不足（见表 3-13）。

表 3-13　2005～2008 年西藏自治区分科执业（助理）医师数

科别	医师数（人）				年均增长率（%）	b-a（人）
	2005 年（a）	2006 年	2007 年	2008 年（b）		
预防保健科	275	296	296	296	1.23	21
全科医学科	140	348	348	348	16.39	208
内科	452	612	612	612	5.18	160
外科	293	344	344	344	2.71	51
儿科	131	157	157	157	3.06	26

续表

科别	医师数（人）				年均增长率（%）	b-a（人）
	2005年（a）	2006年	2007年	2008年（b）		
妇产科	315	387	387	387	3.49	72
眼科	41	43	43	43	0.80	2
耳鼻咽喉科	34	41	41	41	3.17	7
口腔科	39	41	41	41	0.84	2
皮肤科	17	18	18	18	0.96	1
医疗美容科	0	0	0	0	—	0
精神科	0	0	0	0	—	0
传染科	157	211	211	211	5.05	54
结核病科	19	12	12	12	-7.37	-7
地方病科	82	99	99	99	3.19	17
肿瘤科	0	0	0	0		0
急诊医学科	35	38	38	38	1.38	3
康复医学科	6	8	8	8	4.91	2
运动医学科	0	0	0	0	—	0
职业病科	0	5	5	5		5
麻醉科	42	50	50	50	2.95	8
医学检验科	14	14	14	14	0.00	0
病理科	15	13	13	13	-2.36	-2
医学影像科	118	126	126	126	1.10	8
中医科	21	25	25	25	2.95	4
民族医学科	658	701	701	701	1.06	43
中西医结合科	2	16	16	16	41.42	14
其他	84	123	123	123	6.56	39
合计	2990	3728	3728	3728	3.75	738

* 此部分数据尚无2009年、2010年的有关情况。

4. 卫生费用支出和分布情况

2005~2010年，城镇居民人均年消费支出和人均医疗保健支出年增长率分别为3.04%和3.78%，医疗保健支出占消费性支出的百分比约为4%。农村居民人均年消费和人均医疗保健支出增长幅度较大，年增长率分别为11.21%和20.99%，但绝对数分别为城镇居民人均年消费支出的1/4和1/5，医疗保健支出占消费性支出的百分比为3%（见表3-14）。

表3-14 2005~2010年西藏自治区城乡居民医疗保健支出

年份	城镇居民			农村居民		
	人均年消费支出A（元）	人均医疗保健支出B（元）	B/A（%）	人均年消费支出C（元）	人均医疗保健支出D（元）	D/C（%）
2005	8338.21	320.65	3.85	1470.70	28.93	1.97
2006	8617.10	338.60	3.90	1723.80	44.40	2.60
2007	6192.57	221.70	3.58	2002.24	54.37	2.72
2008	7532.07	272.81	3.62	2217.62	50.00	2.25
2009	9034.00	352.00	3.90	2451.00	76.00	3.10
2010	9686.00	386.00	3.99	2502.00	75.00	3.00
年增长率(%)	3.04	3.78	—	11.21	20.99	—

2005~2009年西藏自治区卫生机构收支情况见表3-15，其中总收入和总支出均有所下降，年平均下降幅度分别在23.22%和28.49%。

5. 医疗服务提供

（1）门急诊服务提供

2007~2009年西藏自治区门急诊人次逐年增加，增长率为22.55%，健康检查人数和观察室留观病例数有所下降。2009年急诊抢救的成功率高达99.30%，病死率为0.06%，观察室病死率为0.04%（见表3-16）。

表3-15 2005~2009年西藏自治区卫生机构总体收入与支出情况

单位：万元，%

年份	总收入	其中			总支出	其中		
		财政补助收入	上级补助收入	业务收入事业收入		业务支出事业支出	财政专项支出	人员支出
2005	588255	266604	8969	289481	574219	393429	40019	287845
2006	607787	15541	—	592186	503409	425120	23140	55149
2007	292195	156828	6475	118652	278088	218966	23326	138911
2008	145091	62420	4521	77682	158214	142453	12162	56142
2009	204388	73472	32824	97067	150146	119815	14764	61528
年增长率	-23.22	-27.55	38.31	-23.90	-28.49	-25.71	-22.06	-32.00

表3-16 2007~2009年西藏自治区医院门诊服务情况

年份	门急诊人次（人次）	健康检查人数（人）	观察室留观病例数（例）	急诊抢救成功率（%）	急诊病死率（%）	观察室病死率（%）
2007	2396554	77299	113790	94.10	0.10	1.56
2008	3182089	68180	83852	87.31	0.26	0.48
2009	3599313	69919	106382	99.30	0.06	0.04
年增长率（%）	22.55	-4.89	-3.31	—	—	—

2007~2009年西藏自治区政府办医院门诊服务情况见表3-17。门急诊服务人次年增长率（12.14%）低于全区水平（22.55%），其原因说明社会办医院的发展对西藏门急诊医疗服务增长的贡献；其他指标基本相近。

表 3-17 2007~2009 年西藏自治区政府办医院
门诊服务情况

年份	门急诊人次（人次）	健康检查人数（人）	观察室留观病例数（例）	急诊抢救成功率（%）	急诊病死率（%）	观察室病死率（%）
2007	2396554	77299	113790	94.10	0.10	1.56
2008	2841712	6633	83852	87.20	0.27	0.50
2009	3013936	68666	106206	99.25	0.07	0.04
年增长率（%）	12.14	-5.75	-3.39	—	—	—

2005~2009 年西藏自治区医院分科门急诊人次数见表 3-18 及其续表。其中 2005 年和 2006 年数据只提供了内科、外科、儿科、妇产科和中医科数据，其他科室中没有 2005 年和 2006 年数据，因此仅计算 2007~2009 年门急诊人次数和增长率。总体而言，门急诊人次数年增长率达到 19.19%，但是中医科、康复医学科和预防保健科的门急诊人次数明显下降，年增长率分别为 -13.46%、-24.06% 和 -38.82%。

表 3-18 2005~2009 年西藏自治区医院分科门急诊人次数

单位：万人次

年份	合计	内科	外科	儿科	妇产科	中医科
2005	176.09	58.20	27.00	12.07	18.21	9.48
2006	178.32	62.35	30.18	15.99	19.91	12.30
2007	239.66	40.58	27.72	17.71	16.85	2.83
2008	318.21	50.21	26.70	18.30	21.46	4.53
2009	359.90	72.30	30.40	23.10	24.80	6.90
年增长率（%）	19.19	3.77	0.18	9.64	5.65	-13.46

表3-18（续） 2005～2009年西藏自治区医院分科门急诊人次数

单位：万人次

年份	眼科	耳鼻咽喉科	口腔科	皮肤科	传染科	结核病科	肿瘤科
2007	3.82	3.51	3.74	0.71	1.01	0.23	0.04
2008	5.78	4.26	4.33	1.95	0.90	0.36	0.05
2009	5.90	5.00	4.60	3.60	1.70	0.40	0.10
年增长率（%）	24.26	19.29	10.83	125.02	29.49	30.66	66.67

年份	急诊医学科	康复医学科	民族医学科	中西医结合科	其他	预防保健科	全科医疗科
2007	4.76	1.21	63.28	1.21	11.55	6.41	32.43
2008	13.57	1.00	78.89	0.00	43.98	1.01	40.93
2009	15.40	0.70	94.80	1.20	24.10	2.40	42.60
年增长率（%）	79.94	-24.06	22.39	-0.59	44.47	-38.82	14.60

（2）住院服务提供

2005～2009年西藏自治区医院住院人数逐年增加，年增长率为18.44%；出院人数年增长率为17.11%。危重病人抢救人次均逐年增加。2009年西藏地区危重病人抢救成功率达到93.17%，略高于全国92.18%的水平；每百门急诊入院人数为3.40人，低于全国4.53人的水平（见表3-19）。2008年以后有部分患者在非公立医院住院。

2005～2009年西藏自治区政府办医院住院服务情况见表3-20。

2007～2009年西藏自治区医院分科出院人数见表3-21。分析发现西藏自治区内科、外科和妇产科出院人数居前，比较值得注意的是预防保健科、全科医疗科和民族医学科出院人数增速较快，年增长率分别达到207.55%、44.69%和45.06%，反映出基层医疗机构住院服务需求和供给的提高，以及民族地区对当地民族传统医学利用的偏好。

表 3-19　西藏自治区 2005~2009 年医院住院服务情况

年份	入院人数（人）	出院人数（人）	住院病人手术人次（人次）	危重病人抢救人次（人次）	危重病人抢救成功率（％）	每百门急诊入院人数（人）
2005	67483	66485	10684	4648	88.88	2.77
2006	62144	61179	13188	5411	83.27	2.45
2007	75200	74257	16934	5823	84.37	3.14
2008	92763	89523	16730	7538	68.48	2.92
2009	122305	115079	16478	6310	93.17	3.40
年增长率（％）	18.44	17.11	5.73	3.92	—	—
2009 年全国	—	—	—	—	92.18	4.53

表 3-20　2005~2009 年西藏自治区政府办医院住院服务情况

年份	入院人数（人）	出院人数（人）	住院病人手术人次（人次）	危重病人抢救人次（人次）	危重病人抢救成功率（％）	每百门急诊入院人数（人）
2005	67483	66485	10684	4648	88.88	2.77
2006	62144	61179	13188	5411	83.27	2.45
2007	75200	74257	16934	5823	84.37	3.14
2008	89563	86371	15903	7358	69.29	3.15
2009	118361	111592	15465	6135	93.04	3.93
年增长率（％）	17.48	16.21	4.06	3.19	—	12.52
2009 年全国	—	—	—	—	92.35	4.62

2007~2009 年，眼科、结核病科、中医科和中西医结合科的出院患者数明显下降，康复医学科出院人数降为 0。

2005~2009 年西藏医院病床利用情况见表 3-22。2009 年病床周转次数为 22.36 次，低于全国 28.07 次的水平；病床工作日为 257.29 天，低于全国 309.32 天的水平；病床使用率为 70.49％，低于全国的 84.75%。

表 3-21 2007~2009 年西藏自治区医院分科出院人数

单位：人

年份	预防保健科	全科医疗科	内科	外科	儿科	妇产科	眼科	耳鼻咽喉科	口腔科
2007	530	9247	17459	15864	5542	10722	1207	211	164
2008	743	11396	22793	17433	7182	12252	698	324	209
2009	5013	19360	25565	19827	6970	13954	461	315	186
年增长率（%）	207.55	44.69	21.01	11.79	12.15	14.08	-38.20	22.18	6.50

年份	皮肤科	传染科	结核病科	肿瘤科	急诊医学科	康复医学科	中医科	民族医学科	中西医结合科	其他
2007	3	1585	425	495	4	750	109	8639	73	1228
2008	44	2053	429	520	3	760	197	11694	—	793
2009	6	2293	367	648	10	0	89	18178	10	1827
年增长率（%）	41.42	20.28	-7.07	14.42	58.11	-100.00	-9.64	45.06	-62.99	21.97

表 3-22 2005~2009 年西藏自治区医院床位利用情况

年份	全部医院合计				其中：政府办医院			
	病床周转次数（次）	病床工作日（天）	病床使用率（%）	出院者平均住院日（天）	病床周转次数（次）	病床工作日（天）	病床使用率（%）	出院者平均住院日（天）
2005	17.11	—	61.17	10.05	17.11	—	61.17	10.05
2006	16.73	—	63.08	11.73	16.73	—	63.08	11.73
2007	19.77	238.36	65.30	10.84	19.77	238.36	65.30	10.84
2008	17.10	261.85	71.74	14.28	16.95	262.53	71.93	14.43
2009	22.36	257.29	70.49	10.31	22.69	261.69	71.69	10.30
年增长率（%）	6.92	3.90	3.61	0.64	7.31	4.78	4.05	0.62
2009 年全国	28.07	309.32	84.75	10.52	30.49	331.75	90.89	10.48

2005～2009年，西藏自治区门诊和住院人均医疗费用年增长率分别为5.92%和6.34%，各年份门诊和住院病人人均医疗费用不高，2009年分别为49.70元和2936.80元。2009年门诊药费占47.08%，检查治疗费占30.18%；住院病人药品费用占42.49%，检查治疗费占20.53%，费用结构比较合理（见表3-23）。

表3-23　2005～2009年西藏自治区门诊和住院人均医疗费用

年份	门诊人均医疗费（元）	其中（%）		住院人均医疗费（元）	其中（%）	
		药费	检查治疗费		药费	检查治疗费
2005	35.09	46.20	24.96	2020.20	43.38	28.00
2006	39.48	40.58	37.77	2296.81	37.31	35.34
2007	44.32	38.30	34.18	2445.97	42.41	24.14
2008	49.08	43.60	31.66	2830.06	36.33	18.53
2009	49.70	47.08	30.18	2936.80	42.49	20.53
年增长率（%）	5.92	—	—	6.34	—	—

（3）服务质量与效率

2005年、2009年西藏自治区婚前检查的应查人数和实查人数均呈下降趋势，年增长率分别为-1.59%和-39.61%。

2007～2009年西藏自治区医院服务质量与效率见表3-24。其中2009年入院与出院诊断符合率为96.74%，略低于同期全国水平的98.52%，住院手术前后诊断符合率相对全国平均水平亦显稍低。

病理检查与临床诊断符合率略低于全国平均水平，医院感染率略高于全国平均水平，无菌手术感染率高于全国水平，甲级愈合率低于全国水平。

2009年医师人均每日担负诊疗人次和住院床日分别为6.07人

次和1.44天,均低于全国6.39人次和2.13天的水平。急危重症病人抢救成功率略高于全国水平。

表3-24 2007~2009年西藏自治区医院服务质量与效率

年份	诊断符合率（%）			医院感染率（%）	无菌手术（Ⅰ级切口）		急危重症抢救成功率（%）	医师人均每日担负	
	入院与出院	住院手术前后	病理检查与临床诊断		感染率（%）	甲级愈合率（%）		诊疗人次（人次）	住院床日（天）
2007	91.83	97.81	76.37	0.25	1.12	91.87	91.97	4.41	1.06
2008	97.40	98.36	76.67	2.36	1.76	93.71	78.97	5.36	1.55
2009	96.74	98.20	90.25	1.83	2.13	93.95	97.21	6.07	1.44
2009年全国	98.52	99.20	90.37	1.24	0.88	95.48	95.17	6.39	2.13

政府办医院服务质量与效率见表3-25。体现的基本情况与前述西藏自治区全部医院的数据分析结果基本相同,诊断符合率略低于全国平均水平,医院感染率和无菌手术感染率较高,医师人均每日担负诊疗人次和住院床日数略低,说明西藏自治区政府办医院的服务质量和效率还有进一步改进的空间。

表3-25 2007~2009年西藏自治区政府办医院服务质量与效率

年份	诊断符合率（%）			医院感染率（%）	无菌手术（Ⅰ级切口）		急危重症抢救成功率（%）	医师人均每日担负	
	入院与出院	住院手术前后	病理检查与临床诊断		感染率（%）	甲级愈合率（%）		诊疗人次（人次）	住院床日（天）
2007	91.83	97.81	76.37	0.25	1.12	91.87	91.97	4.41	1.06
2008	97.26	98.32	82.73	2.45	1.76	93.71	79.33	4.86	1.54
2009	96.58	98.13	92.76	1.88	1.67	94.93	97.04	5.24	1.43
2009年全国	98.52	99.21	90.54	1.31	0.69	96.09	95.22	6.72	2.27

2005~2009年西藏自治区卫生部门各级医院医生人均担负工作量见表3-26。其中医生每日担负诊疗人次逐年升高，2009年平均为4.91人次，仍低于全国平均水平6.69人次。虽然县级市属医院的医生负担最高，为8.73人次，高于同期全国水平，但呈现逐年下降的趋势。医生人均每日担负住院床日平均为1.42天，低于全国2.26天的平均水平。

表3-26 2005~2009年西藏自治区卫生部门各级医院医生人均担负工作量

年份	医生人均每日担负诊疗人次（人次）					医生人均每日担负住院床日（天）				
	合计	省属	地级市属	县级市属	县属	平均	省属	地级市属	县级市属	县属
2005	4.35	3.66	3.03	11.19	5.40	1.04	1.50	1.03	2.09	0.87
2006	2.83	3.70	3.71	11.17	2.41	0.66	1.68	1.55	0.98	0.29
2007	4.19	3.78	3.46	9.62	4.63	1.08	1.64	1.48	1.20	0.64
2008	4.46	3.78	4.57	9.65	4.54	1.61	1.86	1.55	1.18	1.56
2009	4.91	4.19	4.93	8.73	5.06	1.42	2.06	1.46	1.06	1.18
年增长率（%）	14.80	3.18	7.40	-5.97	20.41	21.28	5.22	-1.39	1.97	42.16
2009年全国	6.69	7.34	6.82	7.10	5.58	2.26	2.48	2.38	1.96	2.24

二 医疗卫生机构资源配置与服务提供情况

按照中国卫生统计年鉴、西藏统计年鉴的分类标准，本书分别对西藏自治区的医院、卫生院、门诊部（所）、妇幼保健院（所、站）和疾病预防控制中心几类医疗卫生服务机构的资源配置情况进行了分析。

1. 医院资源配置与服务提供情况

（1）医院资源配置情况

2006~2010年西藏医疗机构数、床位数和卫生技术人员数均逐年增加，增长率分别为1.02%、4.70%和3.10%。至2010年，西藏医疗机构数已达到101个，床位5444张，卫生技术人员数5435人（见表3-27）。

表3-27　2006~2010年西藏自治区医院资源配置总体情况

年份	机构数（个）	床位数（张）	卫生技术人员数（人）				其他人员（人）
			执业（助理）医师	注册护士	其他	合计	
2006	97	4531	2246	1454	1110	4810	1386
2007	97	4462	2434	1411	1063	4908	1439
2008	99	5585	2434	1509	1344	5287	1533
2009	100	5368	2511	1556	1423	5490	1328
2010	101	5444	2502	1537	1396	5435	1537
增长率（%）	1.02	4.70	2.74	1.40	5.90	3.10	2.62

对2006~2010年西藏每机构人员数进行分析，每机构执业（助理）医师数和注册护士数逐年增加，2010年增至24.77人每机构和15.22人每机构，和2009年全国标准、西部标准相比，均较低，说明西藏还存在卫生人力资源短缺的问题（见表3-28）。

对2006~2010年西藏每床位卫生技术人员数进行分析，每床位执业（助理）医师数和注册护士数逐年减少，2010年减至0.46人每床位和0.28人每床位，和2009年全国标准、西部标准相比，每床位执业（助理）医师数略微多一些，注册护士数较少，存在结构性的不合理（见表3-29）。

表3-28 2006~2010年西藏自治区医院人力资源配置情况（按机构）

年份	机构数（个）	每机构卫生技术人员数（人每机构）		
		执业（助理）医师	注册护士	合计
2006	97	23.15	14.99	49.59
2007	97	25.09	14.55	50.60
2008	99	24.59	15.24	53.40
2009	100	25.11	15.56	54.90
2010	101	24.77	15.22	53.81
2009年全国平均	—	59.07	65.43	—
2009年西部平均	—	46.32	51.24	—

表3-29 2006~2010年西藏自治区医院人力资源配置情况（按床位）

年份	床位数（张）	每床位卫生技术人员数（人每张）		
		执业（助理）医师	注册护士	合计
2006	4531	0.50	0.32	1.06
2007	4462	0.55	3.16	1.10
2008	5585	0.44	0.27	0.95
2009	5368	0.47	0.29	1.02
2010	5444	0.46	0.28	1.00
国家标准	—	—	0.400	0.880
2009年全国平均	—	0.384	0.425	—
2009年西部平均	—	0.347	0.384	—

资料来源：国家标准来源于卫生部《医疗机构基本标准（1994试行）》；2009年全国平均、2009年西部平均根据《中国卫生统计年鉴2010》的有关数据计算获得，以下同。

2010年西藏每千人口执业（助理）医师数为0.83人，略低于2009年全国水平，但高于西部地区同期水平；每千人口注册护士数为0.51人，远低于2009年国家和西部地区水平，说明注册护士数存在着人员短缺问题（见表3-30）。

表3-30 西藏自治区医院人力资源配置情况（按服务人群）

年份	服务人口数（万人）	每千人口卫生技术人员数（人）		
		执业（助理）医师	注册护士	合计
2006	281.00	0.80	0.52	1.71
2007	284.15	0.86	0.50	1.73
2008	287.08	0.85	0.53	1.84
2009	290.03	0.87	0.54	1.89
2010	300.21	0.83	0.51	1.81
2009年全国平均	—	0.899	0.995	—
2009年西部平均	—	0.732	0.809	—

资料来源：国家标准来源于卫生部《医疗机构基本标准（1994试行）》；2009年全国平均、2009年西部平均根据《中国卫生统计年鉴2010》的有关数据计算获得，以下同。

（2）医院服务提供情况

西藏自治区共有91家县医院，床位数逐年增长，2005~2009年年增长率为3.83%。入院人数总体不断增长，年增长率较高，为17.83%。诊疗人次方面，2007年诊疗人次数较2006年有所降低，总体仍是增长的，2005~2009年的年增长率达7.84%。

县医院的人员数虽总体呈增长趋势，但2009年较2008年减少48人，在医疗服务量不断增长的情况下，县医院却存在人才流失的情况，一定程度上影响了医疗服务能力（见表3-31）。

2. 卫生院资源配置与服务提供情况

（1）卫生院资源配置情况

2006~2010年西藏卫生院的医疗机构数、床位数和卫生技术人员数年增长率分别为0.22%、4.00%和6.86%；而执业（助理）

医师数由 682 人减至 620 人（见表 3-32）。

表 3-31 2005~2009 年西藏自治区县医院工作开展情况

年份	个数（个）	床位数（张）	人员数（人）	诊疗人次（人次）	入院人数（人）
2005	93	3363	4313	1998033	49348
2006	93	3457	4310	2102188	43630
2007	93	3242	4301	1873524	54321
2008	94	3779	4724	2229782	67470
2009	94	3908	4676	2702150	95140
年增长率（%）	0.27	3.83	2.04	7.84	17.83

表 3-32 2006~2010 年西藏自治区卫生院资源配置总体情况

| 年份 | 机构数（个） | 床位数（张） | 卫生技术人员数（人） | | | | 其他人员（人） |
			执业（助理）医师	注册护士	其他	合计	
2006	666	2560	682	162	999	1843	63
2007	668	2370	539	116	1040	1695	188
2008	665	2759	583	120	1330	2033	248
2009	663	2825	589	148	1665	2402	244
2010	672	2995	620	168	1615	2403	308
年增长率（%）	0.22	4.00	-2.35	0.91	12.76	6.86	48.70

2010 年西藏每卫生院执业（助理）医师数尚不足 1 人，和 2009 年全国平均的 10.97 人、西部平均的 7.11 人相比差距很大，说明西藏有执业资格的医师数严重不足；注册护士数与全国和西部地区差距更大，人员职称较低（见表 3-33）。

2006~2010 年西藏卫生院每床位的执业（助理）医师数下降，注册护士数基本维持平衡，2010 年每床位的执业（助理）医师数和注册护士数分别为0.21人每床和0.06人每床,与全国0.453人每床和0.221人每床、西部地区0.381人每床和0.170人每床的平均水平相比,配置严重不足(见表3-34)。

表3-33 2006~2010年西藏自治区卫生院人力资源配置情况(按机构)

年份	机构数(个)	每机构卫生技术人员数(人)		
		执业(助理)医师	注册护士	合计
2006	666	1.02	0.24	2.77
2007	668	0.81	0.17	2.54
2008	665	0.88	0.18	3.06
2009	663	0.89	0.22	3.62
2010	672	0.92	0.25	3.58
2009年全国平均	—	10.97	5.34	
2009年西部平均	—	7.11	3.18	

表3-34 2006~2010年西藏自治区卫生院人力资源配置情况(按床位)

年份	床位数(张)	每床位卫生技术人员数(人)		
		执业(助理)医师	注册护士	合计
2006	2560	0.27	0.06	0.72
2007	2370	0.23	0.05	0.72
2008	2759	0.21	0.04	0.74
2009	2825	0.21	0.05	0.85
2010	2995	0.21	0.06	0.80
国家标准	—	—	—	0.7
2009年全国平均	—	0.453	0.221	—
2009年西部平均	—	0.381	0.170	—

2006~2010年西藏卫生院每千人口的执业（助理）医师和注册护士数基本维持平衡，均在0.30人和0.07人以下，与全国和西部地区的平均水平相比，配置严重不足（见表3-35）。

表3-35 2006~2010年西藏自治区卫生院人力资源配置情况（按服务人群）

年份	服务人口数（万人）	每千人口卫生技术人员数（人）		
		执业（助理）医师	注册护士	合计
2006	225.28	0.30	0.07	0.82
2007	223.63	0.24	0.05	0.76
2008	222.18	0.26	0.05	0.92
2009	221.00	0.27	0.07	1.09
2010	227.12	0.27	0.07	1.06
2009年全国平均	—	0.603	0.294	—
2009年西部平均	—	0.520	0.233	—

从对乡镇卫生院床位数分析可知，绝大多数卫生院床位数为1~9张，2009年没有床位的乡镇卫生院虽然明显减少，但仍然有73家卫生院无床位，占卫生院总数的11.11%（见表3-36）。

表3-36 2007~2009年西藏自治区按床位数分组的卫生院数

年份	合计（家）	无床（家）	1~9张（家）	10~29张（家）
2007	666	189	444	33
2008	665	78	554	33
2009	657	73	556	28
年增长率（%）	-0.68	-37.85	11.90	-7.89

资料来源：数据来自《中国卫生统计年鉴》。

（2）服务提供情况

从2005年到2009年，西藏自治区乡镇卫生院门诊总诊疗人次数逐年增长,年增长率为11.11%。2008年及以前的门急诊人次逐年增长,从2005年的1916572人次增长到2008年的2900111人次,但2009年的门急诊人次数较2008年有所下降。

2005~2007年门急诊人次占总人次的比例逐年下降,从2008年开始,又有所增长(见表3-37)。

表3-37 2005~2009年西藏自治区乡镇卫生院门诊医疗服务情况

年份	诊疗总人次数	其中:门急诊人次	门急诊人次占总人次比例(%)
2005	2012987	1916572	95.21
2006	2297165	2076588	90.40
2007	2731859	2134132	78.12
2008	3284841	2900111	88.29
2009	3068375	2726756	88.87
年增长率(%)	11.11	9.21	—

2005~2009年,西藏自治区乡镇卫生院入院人数和出院人数均逐年增长,年增长率分别为28.80%和29.17%。

病床使用率的变化趋势不明显,但从总体上看,是下降的;相比2009年全国乡镇卫生院的病床使用率60.70%,2009年西藏自治区的病床使用率相对较低。

平均住院天数的变化趋势也不明显,2005~2007年逐年下降,2008~2009年略有增长;2009年西藏自治区的平均住院日和全国的水平差不多。

与2009年全国水平相比,医师日均担负诊疗人次较高,而担负住院床日较低(见表3-38)。

2005~2009年,西藏自治区的村卫生室逐年增加,2009年设卫生室的村占行政村数的69.09%，仍有30%的行政村没有村卫生室。

表3-38　2005~2009年西藏自治区乡镇卫生院
住院医疗服务情况

年份	入院人数（人）	出院人数（人）	病床使用率（%）	平均住院日（天）	医师日均担负	
					诊疗人次	住院床日（天）
2005	11281	11050	33.20	6.05	—	—
2006	25727	25641	28.50	3.14	—	—
2007	22869	27627	30.26	3.20	29.50	1.00
2008	24398	28219	29.58	5.16	23.79	1.16
2009	31042	30759	27.42	4.96	21.83	1.07
年增长率（%）	28.80	29.17	-4.67	-4.83		
2009年全国	—	—	60.7	4.8	8.3	1.3

其中村卫生室绝大多数为乡镇卫生院设点（但2009年比2008年减少了779个，主要改为村办、联合办和其他形式办），村办其次，其他方式办村卫生室较少。乡镇卫生院及其设点对基本医疗的普及起到了很大的作用（见表3-39）。

2005~2009年西藏自治区村卫生室人员绝大多数是乡村医生和卫生院派出人员，很少有执业（助理）医师和注册护士，2009年平均每村乡村医生和卫生员数为0.74人，远低于同期全国平均水平1.75人；平均每千农业人口乡村医生和卫生员数为1.63人，略高于全国1.19人的水平。

由于西藏地区地广人稀，村落比较小且距离远，在人员比例上虽然高于全国平均水平，但是很难达到每村至少有一名乡村医生和卫生员的标准（见表3-40）。

表 3-39　2005~2009 年西藏自治区村卫生室数

年份	村卫生室（个）						行政村数（个）	设卫生室的村占行政村数（%）
	合计	村办	乡卫生院设点	联合办	私人办	其他		
2005	3584	551	2976	50	4	3	5746	62.37
2006	3473	321	3097	51	4	0	5746	60.44
2007	3418	351	3002	38	3	24	5746	59.48
2008	3418	351	3002	38	3	24	5261	64.97
2009	3635	1109	2223	178	7	118	5261	69.09
年均增长率（%）	0.35	19.11	-7.03	37.36	15.02	150.43	-2.18	—

表 3-40　2005~2009 年西藏自治区村卫生室人员数

单位：人

年份	执业（助理）医师	注册护士	乡村医生和卫生员			平均每村乡村医生和卫生员	平均每千农业人口乡村医生和卫生员
			合计	乡村医生	卫生员		
2005	38	—	2452	1228	1224	0.43	1.09
2006	262	—	3167	1760	1407	0.55	1.41
2007	17	8	2220	1257	963	0.39	0.98
2008	17	8	2220	1257	963	0.42	0.96
2009	90	1	3878	3121	757	0.74	1.63
年增长率（%）	24.06	—	12.14	26.26	-11.32	14.54	10.58
2009 年全国	—	—				1.75	1.19

3. 门诊部（所）资源配置情况

2008~2010 年西藏门诊部（所）医疗机构数、执业（助理）医师数均逐年增加，增长率为 2.16% 和 3.42%，注册护士数却略呈减少趋势（见表 3-41）。

表 3-41　2008~2010 年西藏自治区门诊部（所）
资源配置总体情况

年份	机构数（个）	卫生技术人员数（人）				其他人员（人）
		执业（助理）医师	注册护士	其他	合计	
2008	412	561	159	68	788	68
2009	417	596	164	74	834	72
2010	430	600	158	79	837	64
年增长率（%）	2.16	3.42	-0.31	7.79	3.06	-2.99

注：2006 年、2007 年无门诊部相关数据，且无历年床位数相关数据。

2010 年西藏门诊部（所）每机构执业（助理）医师数和注册护士数分别为 1.40 人和 0.37 人，远低于 2009 年全国水平 4.68 人和 2.70 人（见表 3-42）。2010 年西藏门诊部（所）每千人执业（助理）医师数和注册护士数分别为 0.26 人和 0.07 人，不低于 2009 年全国平均水平（见表 3-43）。这说明机构数量多，门诊部的执业（助理）医师数和注册护士数较少，人员配置不足，素质不高。

表 3-42　西藏自治区门诊部（所）人力资源
配置情况（按机构）

年份	机构数（个）	每机构卫生技术人员数（人）		
		执业（助理）医师	注册护士	合计
2008	412	1.36	0.39	1.91
2009	417	1.43	0.39	2.00
2010	430	1.40	0.37	1.95
2009 年全国平均	—	4.68	2.70	—

表3-43 西藏自治区门诊部（所）人力资源配置情况（按服务人群）

年份	服务人口数（万人）	每千人口卫生技术人员数（人）		
		执业（助理）医师	注册护士	合计
2008	222.18	0.25	0.07	0.35
2009	221.00	0.27	0.07	0.38
2010	227.12	0.26	0.07	0.37
2009年全国平均	—	0.027	0.015	—

4. 妇幼保健院（所）资源配置与服务提供情况

（1）资源配置情况

2006~2010年西藏妇幼保健院的机构数基本不变，床位数和卫生技术人员数均减少，年增长率分别为-0.36%和-2.76%，其中执业（助理）医师数减少，年增长率为-5.15%；2010年执业（助理）医师数为208人，比2006年减少49人（19.01%）；2010年与2006年相比，虽然注册护士数年增长率为1.82%，但是2010年比2008年减少了9人（见表3-44）。

2006~2010年西藏每妇幼保健机构执业（助理）医师数下降，2010年为3.78人，远低于2009年全国（27.74人）和西部地区（21.29人）的平均水平，拥有执业资格的医师数较少；每机构的注册护士数为1.56人，同样远低于2009年全国（22.19人）和西部地区（16.30人）的平均水平（见表3-45）。

2010年西藏妇幼保健机构每床位执业（助理）医师数为0.61人每床，与2009年全国和西部地区平均水平相近；每床位的注册护士数为0.25人每床，低于2009年全国和西部地区平均水平。说明西藏地广人稀，机构多，相对每个机构床位和人员配置数量不足

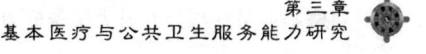

（见表 3-46）。

表 3-44　2006~2010 年西藏自治区妇幼保健院（所、站）资源配置总体情况

年份	机构数（个）	床位数（张）	卫生技术人员数（人）				其他人员（人）
			执业（助理）医师	注册护士	其他	合计	
2006	55	347	257	80	79	416	100
2007	58	235	187	79	56	322	81
2008	57	336	218	95	73	386	108
2009	57	320	204	89	88	381	103
2010	55	342	208	86	78	372	99
年增长率（%）	0.00	-0.36	-5.15	1.82	-0.32	-2.76	-0.25

表 3-45　2006~2010 年西藏自治区妇幼保健院（所、站）人力资源配置情况（按机构）

年份	机构数（个）	每机构卫生技术人员数（人）		
		执业（助理）医师	注册护士	合计
2006	55	4.67	1.45	7.56
2007	58	3.22	1.36	5.55
2008	57	3.82	1.67	6.77
2009	57	3.58	1.56	6.68
2010	55	3.78	1.56	6.76
2009 年全国平均	—	27.74	22.19	
2009 年西部平均	—	21.29	16.30	

2010 年西藏妇幼保健机构每千人口执业（助理）医师数和注册护士数分别为 0.07 人和 0.03 人，与 2009 年全国水平和西部地区水平较为接近（见表 3-47）。

表3-46 西藏自治区妇幼保健院（所、站）人力资源配置情况（按床位）

年份	床位数（张）	每床位卫生技术人员数（人）		
		执业（助理）医师	注册护士	合计
2006	347	0.74	0.23	1.20
2007	235	0.80	0.34	1.37
2008	336	0.65	0.28	1.15
2009	320	0.64	0.28	1.19
2010	342	0.61	0.25	1.09
2009年全国平均	—	0.664	0.532	—
2009年西部平均	—	0.649	0.496	—

表3-47 西藏自治区妇幼保健院（所、站）人力资源配置情况（按服务人群）

年份	服务人口数（万人）	每千人口卫生技术人员数（人）		
		执业（助理）医师	注册护士	合计
2006	281.00	0.09	0.03	0.15
2007	284.15	0.07	0.03	0.11
2008	287.08	0.08	0.03	0.13
2009	290.03	0.07	0.03	0.13
2010	300.21	0.07	0.03	0.12
2009年全国平均	—	0.063	0.050	—
2009年西部平均	—	0.061	0.047	—

（2）服务提供情况

2007年西藏自治区的县妇幼保健院（所、站）总数从2005年和2006年的53个增长到56个，是6年中数量最多的；到2008年下降到55个，2009年、2010年保持不变。

床位数的波动较大，2007年的床位数比2006年减少近一半，到 2008 年又有所增长。人员数的变动趋势同床位数，2007 年为 6 年中最低。

2005~2008 年，诊疗人次逐年增长，但 2009 年有所下降。入院人数呈逐年增长的趋势，年增长率为 21.43%（见表 3-48）。

表 3-48 2005~2009 年西藏自治区县妇幼保健院（所、站）工作开展情况

年份	个数（个）	床位数（张）	人员数（人）	诊疗人次（人次）	入院人数（人）
2005	53	242	403	118015	2584
2006	53	292	390	118131	3788
2007	56	151	236	121742	4083
2008	55	289	374	158208	4662
2009	55	266	367	100498	5618
2010	55	342	471	—	—
年增长率（%）	0.74	7.16	3.17	-3.94*	21.43*

* 此处年增长率为 2005~2009 年的年均增长率。

从 2005 年到 2009 年西藏自治区只有一家县级市妇幼保健院，前 4 年床位数均为 17 张，保持不变，2009 年从 17 张增长到 24 张；人员数呈下降的趋势，2007 年之前有 44 人，2009 年人员数为 35 人。

诊疗人次数逐年下降，年增长率为 -21.92%。医院的年入院人数 2009 年达到 339 人（见表 3-49）。

2005~2009 年，西藏自治区的活产数呈逐年增长的趋势，年增长率为 2.23%。高危产妇比重逐年下降，从 2005 年的 9.99% 下降到 2009 年的 6.50%，下降幅度较大。

2009 年西藏自治区孕产妇建卡率和系统管理率比 2005 年略有上升，分别为 53.70% 和 33.30%，但与全国平均水平（分别为 90.90% 和 80.90%）相比仍然差距较大。因此，加强妇幼保健机构和人力建

设是推动西藏自治区妇幼保健工作开展的必要条件（见表3-50）。

表3-49 2005~2009年西藏自治区县级市妇幼保健院（所、站）工作开展情况

年份	个数（个）	床位数（张）	人员数（人）	诊疗人次（人次）	入院人数（人）
2005	1	17	43	10098	212
2006	1	17	44	8222	253
2007	1	17	44	6178	207
2008	1	17	38	4989	206
2009	1	24	35	3753	339
年增长率（%）	0.00	9.00	-5.02	-21.92	12.45

表3-50 2005~2009年西藏自治区孕产妇保健情况

年份	活产数（个）	高危产妇比重（%）	建卡率（%）	系统管理率（%）
2005	32719	9.99	51.99	27.21
2006	31787	6.44	57.64	37.82
2007	31783	6.78	54.46	36.07
2008	34622	6.47	57.57	34.18
2009	35740	6.50	53.70	33.30
年增长率（%）	2.23	-10.08	0.83	5.20
2009年全国	—	16.40	90.90	80.90

2009年西藏自治区产前检查率、产后访视率和住院分娩率分别为66.10%、54.70%和51.70%，比2005年有所提高，说明西藏自治区孕产妇保健工作在不断发展；但各项指标较全国水平（分别为92.2%、88.7%和96.3%）仍偏低，需要提高的幅度仍然较大，任务艰巨（见表3-51）。

表 3-51　2005~2009 年西藏自治区孕产妇保健情况

年份	产前检查率（%）	产后访视率（%）	住院分娩率（%）		
			合计	市	县
2005	60.10	46.78	34.14	63.59	32.34
2006	57.97	51.29	37.74	73.25	35.75
2007	66.13	50.30	43.26	67.09	41.94
2008	67.27	52.46	44.00	64.19	42.94
2009	66.10	54.70	51.70	69.70	50.60
年增长率（%）	2.42	3.99	10.91	2.31	11.86
2009 年全国	92.2	88.7	96.30	98.50	94.70

2005~2009 年，西藏自治区新法接生率呈上升的趋势，孕产妇死亡率呈下降的趋势，说明西藏自治区孕产妇保健工作的发展；但新法接生率与全国平均水平比较，仍然低 22 个百分点（见表 3-52）。

表 3-52　2005~2009 年西藏自治区孕产妇保健情况

年份	新法接生率（%）			孕产妇死亡率（1/10 万）		
	合计	市	县	合计	市	县
2005	67.89	76.65	67.35	290.35	265.39	291.88
2006	76.15	88.28	75.61	244.10	208.91	245.90
2007	71.30	79.11	70.85	265.38	362.32	260.03
2008	81.73	83.19	81.65	233.96	230.28	234.15
2009	77.24	82.78	76.93	232.23	103.73	239.56
年增长率（%）	3.28	1.94	3.38	-5.43	-20.93	-4.82
2009 年全国	99.34	99.82	98.98	—	—	—

2005~2009 年，西藏自治区孕产妇死亡原因主要为产科出血和妊高征，两者合计占 73.50%，成为西藏自治区降低孕产妇死亡的重点（见表 3-53）。

表3-53　西藏自治区2005~2009年孕产妇保健情况*

年份	孕产妇死因构成（%）				
	产科出血	妊高征	产褥感染	内科合并征	其他
2005	43.16	35.79	4.21	15.79	1.05
2007	52.38	22.62	1.19	23.81	0.00
2008	49.38	18.52	1.23	16.05	14.82
2009	51.81	21.69	2.41	19.28	4.81

* 缺少西藏自治区2006年的相关数据。

2005~2009年，西藏自治区出生体重<2500克婴儿比重呈下降的趋势，围产儿死亡率均呈先上升后下降的趋势，新生儿破伤风发病率和死亡率接近0（见表3-54）。

表3-54　2005~2009年西藏自治区儿童保健情况*

年份	出生体重<2500克婴儿比重（%）	围产儿死亡率（‰）	新生儿破伤风	
			发病率（1/10000）	死亡率（1/10000）
2005	3.87	19.04	0.00	0.00
2007	3.46	23.32	0.00	0.00
2008	1.50	25.80	0.58	0.00
2009	1.95	23.51	0.00	0.00

* 缺少西藏自治区2006年的相关数据。

2005~2009年，西藏自治区5岁以下儿童中重度营养不良比重变化趋势不明显，2009年呈下降趋势。2009年新生儿访视率、3岁以下儿童系统管理率和7岁以下儿童保健管理率分别为54.45%、43.49%和41.17%，说明西藏自治区儿童保健工作有待进一步加强（见表3-55）。

2006~2009年，西藏自治区妇女病的应查人数逐年下降，但实查人数逐年增加，检查率也逐年上升，查出妇女病率基本保持在

16%~21%（见表3-56）。

表3-55　2005~2009年西藏自治区儿童保健情况*

年份	5岁以下儿童中重度营养不良比重（%）	新生儿访视率（%）	3岁以下儿童系统管理率（%）	7岁以下儿童保健管理率（%）
2005	3.41	47.76	41.55	44.08
2007	2.64	53.76	55.02	48.20
2008	6.49	53.15	43.88	32.14
2009	3.58	54.45	43.49	41.17

* 缺少西藏自治区2006年的相关数据。

表3-56　2006~2009年西藏自治区妇女病查治情况

年份	应查人数（人）	实查人数（人）	检查率（%）	查出妇女病率（%）
2006	413365	48058	12.22	16.02
2007	304585	63971	21.72	17.00
2008	153687	73132	51.85	21.08
2009	127647	96954	75.95	16.74

2006~2009年，西藏自治区妇女病查治患病率情况，滴虫性阴道炎和宫颈糜烂的患病率分别为7.33%和5.74%。尖锐湿疣患病率呈上升趋势，且增长幅度较大。2009年宫颈癌患病率和乳腺癌患病率均为11.35%。2009年查出卵巢癌患病率为2.06/10万。妇女病查治对防治妇女病、提高妇女健康水平和挽救癌症患者生命具有重要意义（见表3-57）。

5. 疾病预防控制中心（防疫站）资源配置情况

西藏地广人稀，相对而言机构多，2010年西藏每千人口疾病预防控制执业（助理）医师数为0.14人，仍然略高于2009年全国和西部地区平均水平；2010年西藏疾病预防控制中心（防疫站）每千人口注册护士数为0.01人，与2009年全国和西部地区平均水平接近（见表 3-58）。

表 3-57　2006~2009 年西藏自治区妇女病查治患病率

年份	滴虫性阴道炎（％）	宫颈糜烂（％）	尖锐湿疣（1/10 万）	宫颈癌（1/10 万）	乳腺癌（1/10 万）	卵巢癌（1/10 万）
2006	6.84	6.19	120.67	2.32	2.30	0.00
2007	9.13	4.97	117.61	12.65	1.81	0.00
2008	8.79	7.57	220.15	8.20	17.78	0.00
2009	7.33	5.74	220.72	11.35	11.35	2.06

表 3-58　2008~2010 年西藏疾病预防控制中心（防疫站）人力资源配置情况

年份	服务人口数（万人）	每千人口卫生技术人员数（人）		
		执业（助理）医师	注册护士	合计
2008	287.08	0.20	0.01	0.31
2009	290.03	0.19	0.01	0.30
2010	300.21	0.14	0.01	0.29
2009 年全国平均	—	0.061	0.009	
2009 年西部平均	—	0.069	0.009	

但是就每个疾病预防控制中心（防疫站）而言，2010 年执业（助理）医师数和注册护士数分别为 5.31 人和 0.23 人，远低于 2009 年全国（22.85 人和 3.23 人）和西部地区（19.85 人和 2.65 人）的平均水平（见表 3-59）。

2008~2010 年西藏疾病预防控制中心（防疫站）81 个，执业（助理）医师数减少 144 人，注册护士数减少 6 人，年增长率分别为 -13.45% 和 -12.82%，说明西藏疾病预防控制中心（防疫站）人员明显不足的同时，存在严重的人员流失现象（见表 3-60）。

表3-59　2008~2010年西藏自治区疾病预防控制中心（防疫站）人力资源配置情况（按机构）

年份	机构数（个）	每机构卫生技术人员平均数（人）		
		执业（助理）医师	注册护士	合计
2008	81	7.09	0.31	10.91
2009	81	6.85	0.37	10.78
2010	81	5.31	0.23	10.69
2009年全国平均	—	22.85	3.23	
2009年西部平均	—	19.85	2.65	

表3-60　2008~2010年西藏自治区疾病预防控制中心（防疫站）资源配置总体情况

年份	机构数（个）	卫生技术人员数（人）				其他人员（人）
		执业（助理）医师	注册护士	其他	合计	
2008	81	574	25	285	884	220
2009	81	555	30	288	873	241
2010	81	430	19	417	866	217
年增长率（%）	0.00	-13.45	-12.82	20.96	-1.02	-0.68

三　小结

1. 医疗服务机构

自2005年以来，西藏自治区卫生机构逐年增加，其中医院由2005年的97所增加到2010年的101所，诊所由2005年的393所增加到2010年的430所，卫生监督中心由2005年的1所增加为2010年的2所，总体上卫生机构数量变化不大。截至2009年，西藏地区无医学科研机构、健康教育所和急救中心（站）。

2009年100所医院中有97所医疗机构为非营利性医疗机构，所有的疗养院、卫生院、社区卫生服务中心（站）、妇幼保健院（所、站）均为非营利性医疗机构。营利性医疗机构中多数为诊所（卫生所、医务室和护理站）。

西藏自治区医院主要分为综合性医院和民族医院，民族医院有较快的发展，其中综合性医院占医院总数的82%，民族医院占医院总数的18%。

2009年全自治区仅有2所三级医院，二级和一级医院为54所，尚有44所医院没有评定级别。因此西藏自治区医疗机构整体医疗服务供给水平不高。

西藏自治区地市以上医疗资源较为集中，政府设立的地市以上医院基本不存在到医院挂不上号、看不上病、住不上院的情况。

2009年西藏自治区设卫生室的村占行政村数的69.09%，仍有30%的行政村没有村卫生室。村卫生室绝大多数为乡镇卫生院设点（但2009年比2008年减少了779个，其原因在于改为村办和其他形式），村办其次，其他方式办村卫生室较少，乡镇卫生院及其设点的村卫生室对保障基本医疗和公共卫生服务起到了很大的作用。

2. 床位数

对医院按照床位数分组可见，西藏自治区77%的医疗机构床位数不足50张，2009年床位数在100~299张的医院共10所，500张以上的医疗机构仅有1所，医疗机构规模相对较小。

每千人口医院和卫生院床位数为2.82张，低于西部地区2.90张和全国3.06张的水平。

2005~2009年西藏自治区分科床位数主要分布在内、外、妇、儿、传染科，以及民族医学和全科医疗科；五官科、皮肤科、精神科、中医科、结核病科和肿瘤科等床位数很少，其中儿科、口腔科、皮肤科、结核病科床位数呈明显负增长。

3. 医疗卫生人员

2005~2010年西藏自治区卫生技术人员的年增长率为2.29%。2009年西藏自治区每千人口卫生技术人员3.49人，每千人口执业（助理）医师为1.57人，每千人口注册护士为0.69人，均低于全国同期水平，注册护士数存在着人员短缺问题。

2009年市级卫生人员占全区卫生人员总数的32.74%，市级每千人口卫生技术人员数均超过同期全国平均水平，说明西藏自治区的卫生技术人才主要集中在市级医院以及相对发达地区。

2010年西藏每卫生院的执业（助理）医师数不足1人，和全国的10.97人、西部的7.11人相比差距很大，说明西藏有执业资格的医师数严重不足；注册护士数与全国和西部地区差距更大，人员职称较低。

按照分科原则统计西藏自治区的执业（助理）医师数可知，民族医学科的执业（助理）医师数最多，大力发展民族医学是发展西藏地区医疗的有效途径；其次为内科、妇产科和外科。

五官科、皮肤科、精神科、中医科、结核病科和肿瘤科以及影像和检验科执业（助理）医师数相对于西藏自治区医疗机构数而言，每医疗机构不到1人，明显不足。

县医院的人员数虽总体呈增长趋势，但2009年较2008年减少129人，在医疗服务量不断增长的情况下，县医院却存在人才流失的情况，一定程度上影响了医疗服务能力。

2006~2010年西藏卫生院的医疗机构数、床位数和卫生技术人员数均逐年增加，增长率分别为0.22%、4.00%和6.86%。然而，5年间执业（助理）医师数由682人减至620人。

2006~2010年西藏卫生院每床位的执业（助理）医师数下降，注册护士数基本维持平衡，2010年每床位的执业（助理）医师数和注册护士数分别为0.21人和0.06人，与全国0.45人每床和

0.22人每床、西部地区0.38人每床和0.17人每床的平均水平相比，配置严重不足。

4. 医疗服务提供

2007~2009年西藏自治区政府办医院门急诊服务人次年增长率（12.14%）低于全区平均水平（22.55%），其原因说明社会办医发展对西藏门急诊医疗服务增长的贡献；其他指标基本相近。

但是中医科、康复医学科和预防保健科的门急诊人次数明显有所下降，年增长率分别为-13.46%、-24.06%和-38.82%。

2005~2009年西藏自治区医院住院人数逐年增加，年增长率为18.44%；出院人数年增长率为17.11%。住院病人手术人次、危重病人抢救人次均逐年增加。2009年西藏地区危重病人抢救成功率达到93.17%，略高于全国92.18%的水平；每百门急诊入院人数为3.40人，低于全国4.53人的水平。2008年以后有部分患者在非公立医院住院。

西藏自治区内科、外科和妇产科出院人数居前，预防保健科、全科医疗科和民族医学科出院人数增速较快，年增长率分别达到207.55%、44.69%和45.06%，反映出基层医疗机构住院服务需求和供给的提高，以及民族地区对当地民族传统医学利用的偏好。

但是，眼科、结核病科、中医科和中西医结合科2007~2009年出院患者数明显下降，康复医学科住院数变为0。

病床周转次数和病床使用率低于全国平均水平。2009年病床周转次数为22.36次，低于全国28.07次的水平；病床工作日为257.29天，低于全国309.32天的水平；病床使用率为70.49%，低于全国的84.75%。政府办医院整体情况和全区医院水平相当，均略低于全国平均水平。

5. 医疗费用

门诊和住院人均医疗费用和年增长率不高，费用结构比较合理。2005~2009 年西藏自治区门诊和住院人均医疗费用年增长率分别为 5.92% 和 6.34%，各年份门诊和住院病人人均医疗费用不高，2009 年分别为 49.70 元和 2936.80 元。

2009 年门诊药费占 47.08% 左右，检查治疗费占 30.18%；住院病人药品费用占 42.49%，检查治疗费占 20.53%，费用结构比较合理。

6. 服务质量与效率

2009 年入院与出院诊断符合率为 96.74%，略低于同期全国水平（98.52%），住院手术前后诊断符合率略低于全国平均水平。

病理检查与临床诊断符合率略低于全国平均水平，医院感染率略高于全国平均水平，无菌手术感染率高于全国水平，甲级愈合率低于全国水平，说明西藏自治区的诊疗水平还有待提高。

2009 年医师人均每日担负诊疗人次和住院床日分别为 6.07 人次和 1.44 天，均低于全国 6.39 人次和 2.13 天的水平。急危重症病人抢救成功率略高于全国水平。

政府办医院诊断符合率不高、医院感染率和无菌手术感染率较高，医师人均每日担负诊疗人次和住院床日较低，说明西藏自治区政府办医院的服务质量和效率还有进一步提高的空间。

2005~2009 年西藏自治区卫生部门医生每日担负诊疗人次逐年升高，2009 年平均为 4.91 人次，但仍低于全国平均水平（6.69 人次）；医生人均每日担负住院日为 1.42 天，明显低于全国 2.26 天的平均水平，这可能与西藏地区地广人稀有关。

7. 妇幼保健

2006~2010 年西藏妇幼保健院的机构数基本不变，床位数和卫生技术人员数均在减少，年增长率分别为 -0.36% 和 -2.76%，其中执业（助理）医师数减少，年增长率为 -5.15%；2010 年执业（助理）医师数为 208 人，比 2006 年减少 49 人（19.01%）；2010 年与 2006 年比，注册护士数虽然年增长率为 1.82%，但是 2010 年比 2008 年减少了 9 人。

2006~2010 年西藏每妇幼保健机构执业（助理）医师数下降，2010 年为 3.78 人，远低于 2009 年全国（27.74 人）和西部地区（21.29 人）的平均水平，拥有执业资格的医师数较少；每机构的注册护士数为 1.56 人，同样远低于全国（22.19 人）和西部地区（16.30 人）的平均水平。

床位数的波动较大，2007 年的床位数比 2006 年减少近一半，到 2008 年又有所增长。

2005~2008 年，诊疗人次逐年增长，但 2009 年有所下降。入院人数呈逐年增长的趋势，年增长率为 21.43%。

从 2005 年到 2009 年西藏自治区只有一家县级市妇幼保健院，前四年床位数均为 17 张，保持不变，2009 年从 17 张增长到 24 张，人员数呈下降趋势，2007 年之前有 44 人，2009 年人员数 35 人。

诊疗人次数逐年下降，年增长率为 -21.92%。医院的年入院人数 2009 年达到 339 人。

2005~2009 年，西藏自治区的活产数呈逐年增长的趋势，年增长率为 2.23%。高危产妇比重逐年下降，从 2005 年的 9.99% 下降到 2009 年的 6.50%，下降幅度较大。

2009 年西藏自治区孕产妇建卡率和系统管理率比 2005 年略有上升，分别为 53.70% 和 33.30%，但与全国平均水平（分别为 90.90% 和 80.90%）相比仍然差距较大，加强妇幼保健机构和人力建设是推动妇幼保健工作开展的必要条件。

2009 年西藏自治区产前检查率、产后访视率和住院分娩率分别为 66.10%、54.70% 和 51.70%，比 2005 年有所提高，说明西藏自治区孕产妇保健工作在不断发展；但各项指标较全国水平（分别为 92.2%、88.7% 和 96.3%）仍偏低，需要提高的幅度仍然较大，任务艰巨。

2005~2009年，西藏自治区新法接生率呈上升的趋势，孕产妇死亡率呈下降的趋势，说明西藏自治区孕产妇保健工作的发展；但新法接生率与全国平均水平比较，仍然低22个百分点。

2005~2009年，西藏自治区孕产妇死因主要为产科出血和妊高征，两者合计占73.50%，成为西藏自治区降低孕产妇死亡的重点。

2006~2009年，西藏自治区妇女病查治患病率情况，滴虫性阴道炎和宫颈糜烂的患病率基本保持不变，分别为7.33%和5.74%。尖锐湿疣患病率呈上升趋势，且增长幅度较大。宫颈癌患病率和乳腺癌患病率也呈增长趋势。2009年查出卵巢癌患病率为2.06/10万。

2005~2009年，西藏自治区5岁以下儿童中重度营养不良比重变化趋势不明显，2009年呈下降趋势。2009年新生儿访视率、3岁以下儿童系统管理率和7岁以下儿童保健管理率分别为54.45%、43.49%和41.17%，说明西藏自治区儿童保健工作有待进一步加强。

8. 疾病预防控制

西藏地广人稀，相对而言机构多。按人口配置，2010年西藏每千人口疾病预防控制执业（助理）医师数为0.14人，仍然略高于2009年全国和西部地区平均水平；2010年西藏疾病预防控制中心（防疫站）每千人口注册护士数为0.01人，接近2009年全国和西部地区平均水平。

但是，按机构配置，2010年西藏每疾病预防控制中心（防疫站）的执业（助理）医师数和注册护士数分别为5.31人和0.23人，远低于2009年全国（22.85人和3.23人）和西部地区（19.85人和2.65人）的平均水平，进一步说明疾病预防控制工作人员的不足。

2008~2010年西藏疾病预防控制中心（防疫站）81个，执业（助理）医师数减少144人，注册护士数减少6人，年增长率分别为-13.45%和-12.82%，说明西藏疾病预防控制中心（防疫站）人员明显不足的同时，存在严重的人员流失现象。

第四章 林芝地区医疗卫生服务能力研究

一 西藏林芝地区卫生人力资源配置的基本情况

1. 面积、人口与医疗卫生机构设置

西藏林芝地区面积11.7万平方公里,属于高原丘陵地带;2010年底林芝地区常住人口19.5万人,人口密度为1.7人每平方公里;其中城镇人口占32.3%,农村人口占67.7%,少数民族人口占80%以上,主要有藏、汉、门巴、珞巴等10多个民族,是多民族聚居区域。林芝地区下辖7个县55个乡镇615个行政村,每个行政村平均人口数215人。

2010年底林芝地区医疗卫生机构总数378家,其中综合性医院8家,民族医院1家,妇幼保健院1家,疾病预防控制中心8家,乡镇卫生院51家,诊所56家,村卫生室253家。其中二级甲等医院2家,一级甲等医院3家。县医院及乡镇卫生院均按照国家标准建设。每个县都有一家综合性医院,平均覆盖人口数2.7万人,覆盖面积1.67万平方公里;55个乡镇有51家乡镇卫生院(占乡镇卫生院总数的92.73%),平均覆盖人口数3545人,覆盖面积2300平方公里;615个行政村有村卫生室253家(占村卫生室总数的41.14%),平均服务人口数215人。

林芝地区各个县基本上没有妇幼保健机构,有4个乡镇没有乡镇卫生院，58.86%的行政村没有村卫生室；同时地广人稀，交通不便，许多乡村不通公路，居民外出主要靠步行或骑马，县、乡、村三级医疗卫生服务机构相距甚远，严重影响基本医疗和公共卫生服务的供给和居民卫生服务的可及性，医疗卫生服务的直接成本和间接成本很高，医疗卫生服务机构自我生存能力很弱。

2. 卫生人员数量与结构

（1）数量和分布

2010年林芝地区卫技人员总数1014人，地级市属医院206人，县属医院227人，平均每个县级医院32.43人；乡镇卫生院293人，平均每个乡镇卫生院5.75人。

2010年林芝地区有执业（助理）医师493人，其中地级市属医院137人，每千人口执业（助理）医师2.53人，比全国平均水平（1.79人）高0.74人；但是平均每个县级医院执业（助理）医师只有21.14人。

乡镇卫生院卫生技术人员293人，虽然每千农业人口1.50人，高于全国平均水平1.30人，但是平均每个卫生院只有5.75人。

2010年林芝地区有注册护士174人，每千人口注册护士0.91人，比全国平均水平（1.52人）少0.61人。平均每个县级医院和乡镇卫生院注册护士数分别为6.0人和1.53人。

2010年林芝地区医护比例为2.83:1，低于全国1.18:1的平均水平。

县级医院和乡镇卫生院有药师（士）分别为12人和4人，平均每个县级医院只有1.71人，每个乡镇卫生院只有0.08人，绝大多数卫生院没有药师（士）。

2010年林芝地区农村有乡村医生288人，平均每个村卫生室有乡村医生1.14人。58.86%的行政村没有村卫生室和乡村医生（见表4-1）。

表4－1　2010年西藏林芝地区医疗机构卫生技术人员数

单位：人

单位	合计	执业医师	助理医师	注册护士	药师（士）	技师（士）	乡村医生
地级市属医院	206	93	44	54	5	10	—
县属医院	227	80	68	42	12	25	—
乡镇卫生院	293	65	143	78	4	3	—
村卫生室	288	0	0	0	0	0	288
合计	1014	238	255	174	21	38	288

（2）职称和学历结构

西藏林芝地区2010年地、县医院和地区妇幼保健院卫生技术人员职称情况分析表明，高级职称共12人，占卫技人员总数的2.77%，主要分布在地区医院和妇幼保健院，有5个县级医院没有高级职称的卫技人员。县级医院以初级卫技人员和无职称卫技人员为主，墨脱县医院甚至连1个中级卫技人员都没有。

2010年林芝地区地县级医院卫技人员学历以大专和中专为主，地区医院有3名研究生和33名本科生，工布江达县医院有10名本科生和26名大专生，相对学历层次较高。无学历卫技人员察隅县医院所占比例最高，达29.63%（见表4－2）。

林芝地区2010年各乡镇卫生院卫生技术人员的职称构成中，中级职称和初级职称分别占2.39%和37.20%，无职称的占60.41%。

乡镇卫生院总体学历结构的分析结果表明，有1名研究生，本科生、大专生和中专生分别占20.48%、45.39%和26.96%，无学历的只占6.83%（见表4－3）。

以上分析表明，职称较低，相对而言学历较高。因此，加强培训，提高现有卫技人员的业务能力，是今后乡镇卫生院卫生人力建设的重要方面。

表 4-2 2010 年西藏林芝地区地、县医院卫生技术人员结构

单位：人

单位	总人数	职称结构				学历结构				
		高级	中级	初级	无职称	研究生	本科	大专	中专	无学历
地区人民医院	156	7	55	59	35	3	33	49	65	6
地区藏医院	24	2	9	9	4	0	5	8	10	1
地区妇保院	26	1	4	14	7	0	2	16	6	2
林芝县医院	36	0	5	19	12	0	7	16	9	4
米林县医院	34	0	8	15	11	0	5	11	15	3
波密县医院	28	0	2	13	13	0	2	4	17	5
察隅县医院	27	1	5	9	12	0	1	6	12	8
墨脱县医院	33	0	0	18	15	0	2	8	16	7
朗县县医院	27	0	9	8	10	0	4	8	14	1
工布江达县医院	42	1	5	22	14	0	10	26	6	0
合计	433	12	102	186	133	3	71	152	170	37

表 4-3 2010 年西藏林芝地区各乡镇卫生院卫生技术人员结构

单位：人

乡镇卫生院所属县	人数	职称结构				学历结构				
		高级	中级	初级	无职称	研究生	本科	大专	中专	无学历
林芝县	35	0	2	15	18	0	3	9	20	3
米林县	39	0	0	14	25	0	5	24	8	2
波密县	58	0	0	22	36	0	13	25	16	4
察隅县	39	0	0	14	25	0	10	20	7	2
墨脱县	35	0	0	13	22	0	6	17	6	6
朗县	41	0	0	16	25	0	10	19	11	1
工布江达县	46	0	5	15	26	1	13	19	11	2
合计	293	0	7	109	177	1	60	133	79	20

(3) 专业结构

2010年林芝地区地县级医院总体上以民族医学、全科医学和内外妇儿科为主，其他临床学科专科医生很少，缺少麻醉科、病理科等科室医技人员；就各个医院而言，许多专科和辅助科室的医生和卫技人员没有或配置不足。

表4-4 2010年西藏林芝地区地、县医院卫生技术人员学科构成

单位：人

合计	全科医疗科	内科	外科	儿科	妇产科	眼科	耳鼻咽喉科	口腔科	皮肤科	传染科	结核病科	地方病科	急诊医学科	麻醉科	医学检验科	医学影像科	中医科	民族医学科	中西医结合
433	47	87	45	32	45	1	1	5	1	15	1	2	8	3	19	21	5	84	11

二　西藏林芝地区卫生服务能力存在的问题及建议

西藏林芝地区卫生事业得到了较快发展，目前医疗卫生服务体系得到基本建立并逐渐完善，卫生服务能力和水平也不断增强，居民健康水平明显提高。但是，随着经济社会的不断发展，人民生活水平的逐步提高，人民群众对健康需求的日益增长，林芝地区医疗卫生资源配置的现状已不能满足当地各族人民群众多层次的医疗卫生服务的需要，目前存在的主要问题如下。

第一，各个县没有妇幼保健机构，直接影响妇幼保健工作的开展。

第二，农村基层医疗服务机构建设不完善，有4个乡镇没有卫生院，大部分行政村没有村卫生室，这对于地广人稀的林芝农村地区而言，难以保障这些地区人民群众的基本医疗和公共卫生服务。

第三，各级别和各个医疗机构人员数量配置不足，特别是县级医院缺少学科带头人，专科力量薄弱，人才不配套，其中护理人员、眼科、耳鼻咽喉科、皮肤科、结核病科、地方病科、肿瘤科、麻醉科、病理科人员紧缺，影响基本医疗服务供给和医疗服务质量。

第四，卫技人员学历和职称偏低，需要加强培训和进一步引进人才，完善科室和卫技人员的配套设置。

第五，基层卫生人员待遇低，政府投入不足。地广人稀地区的医疗卫生机构如果没有政府足够的投入，就难以生存，导致有毕业生，没工作；留不住人，基层卫生技术人员数量严重不足；同时，也不利于外出进修学习，一旦出去学习，就没有人提供服务。

根据以上存在的问题，本书提出如下建议。

1. 解决卫技人员待遇问题是根本

在保证人员编制的情况下，根据国家现行政策，从医疗服务经常性经费、专项经费、培训经费、科研经费和公共卫生服务经费几个方面，争取中央和西藏自治区各级政府对医院和基层医疗卫生机构的投入，解决卫技人员待遇、改善医疗服务条件、提高医疗服务质量，才能有人和留住人，使老百姓"病有所医"。

2. 制定骨干和学科带头人待遇政策

建立政府的县级医院人才发展专项基金，通过专项补贴，解决各个医疗卫生机构骨干及学科带头人的待遇问题，使其收入不低于自治区或地区同级职称卫技人员的待遇，建立起精干、配置合理的高水平的县级医疗服务机构。

3. 加强培训和人才队伍的建设

以卫技人员数量和结构合理配置，特别是护理人员、眼科、耳鼻咽喉科、皮肤科、结核病科、地方病科、肿瘤科、麻醉科、病理科人员合理配置为目标，加强现有卫技人员培训和职称考核，引进中级职称及以上人才与本科毕业生，完善和提高卫技人员队伍的职称结构和学历结构。同时,积极争取医疗技术援助。

4. 完善医疗卫生服务机构设置

制定区域卫生规划,建设县级妇幼保健院(站);根据合理布局,在还没有乡镇卫生院和村卫生室的乡村,尽快建立相应的医疗服务机构,以提供和使群众真正得到基本医疗和公共卫生服务。

第五章 卫生部门相关领导访谈

被访谈者基本情况

顿珠：西藏自治区卫生厅原副厅长，于近年退休，曾长期在西藏乡镇卫生院、县区级医院等医疗卫生机构工作，并在拉萨市卫生局和西藏自治区卫生厅从事医药卫生管理工作，工作经验丰富，对西藏自治区基本医疗与公共卫生服务能力建设相关问题有独到的见解。

洛桑：西藏自治区卫生厅妇社处处长，长期从事西藏自治区基层卫生管理工作，对西藏妇幼卫生、社区卫生等基本医疗与公共卫生服务具有丰富的经验。

以下是就西藏基本医疗与公共卫生服务能力现况、面临的问题和解决办法进行访谈后，对访谈内容的总结。

一 西藏基本医疗与公共卫生服务能力建设面临的问题

1. 自然条件限制医疗卫生工作开展

西藏地域广大，面积占全国面积的 1/8，人口稀少，2010 年时达到 300 万人，人口密度仅有 2.44 人/km^2，多数乡镇不足万人，地广人稀的特点非常突出。相比新疆，西藏湖泊密布、水资源丰富，这使得西藏人口分布更为分散，加之众多村落分布在深山之中，交通不便，给医疗卫生服务工作的开展带来了更大的困难。

2003年"非典"期间，在山南地区一个村里发现了发热病人，因为没有通信工具，该村的村主任骑马三天上报到县里，县里面又开车两天将该消息上报到区里。最终，经查该患者为普通感冒发烧患者，只是虚惊一场，但是，如果该患者确为非典型性肺炎患者，该村居民的生命安全将受到极大威胁。

西藏计划免疫疫苗接种工作成本很高，原因在于，医务工作者在深入乡村进行免疫接种时，往往在一个地方只面对1~2名需要接种的儿童，而疫苗一般只要打开就是10人的量，一旦打开就不能再放回冰箱，所以导致疫苗接种工作中人力、交通和疫苗成本比其他地区高得多。

2. 区域间经济差距影响卫生资源配置

西藏自治区不同地区间的社会经济发展状况迥异，拉萨、日喀则等地区经济状况相对较好，阿里等地区非常落后；在一个地区范围内，区县经济情况远好于乡村。这导致了医疗卫生技术人员流向经济相对发达的地区，使得拉萨市等主要城市的医务人员数量较多，从每年人口医务人员数量看甚至居西部地区前列，而基层缺医少药现象严重。

例如，几年前有3个医科院校的大专毕业生被分配到阿里县医院工作，当时他们已去报到，按照相关规定，其收入每月4000~5000元。但是，他们回到拉萨后，没有再去阿里地区，而是在拉萨市的乡镇卫生院当了临时工，收入只有每月几百元，他们的理由是阿里地区条件太差，不想到那里去。

3. 医务人员的素质及结构存在严重问题

西藏自治区基层医疗卫生机构人员普遍存在行医资质问题，估计所占比例在80%以上。按照国家有关规定，乡镇卫生院需要通过执业（助理）医师的考试，乡村医生需要通过乡村医生资格考试，取得相应的行医资质才可以从事医务活动，否则为非法行医。

但是，西藏自治区基层医疗卫生机构的人员多数不能通过这些考试。例如：有一个区的乡镇卫生院人员连续5年都没有1人通过执业（助理）医师的考试，该区目前已放弃要求医务人员通过该考试的努力。可见西藏自治区存在医务人员业务素质差的问题，这对保障人民健康势必构成严重影响。

总体上，各类医务人员的配置均不足，尤其是医学检验人员、妇幼卫生人员严重不足。西藏地区无法保证每个乡镇卫生院有1名合格的检验人员，这严重影响临床医疗工作的开展；妇幼卫生人员只有500人左右，根本无法保证妇幼卫生工作的开展。

二 解决当前存在问题的方法

1. 根据西藏实际，加大政府投入

西藏自治区的自然条件、社会经济和人口等特点，决定了其医疗卫生机构多数不能通过提供服务的业务收入来维持自身的运转。因此，在进行卫生规划时，不能单从国家一般"投入—产出"的角度进行资源配置方面的考虑，而应该从自然条件、社会经济和人口特点，从人民基本医疗与公共卫生服务的需要，以及维护社会稳定的角度入手，制定符合西藏各地区特点的区域卫生规划，加大对人、财、物各个方面的投入，切实将基本医疗和公共卫生服务落到实处。

2. 加强基层卫生机构建设

应加强中心县医院、中心卫生院的建设，在人口相对集中的区域内做大做强一批中心县医院、中心卫生院；继续增加对基层医疗卫生机构的基础设施建设的投入。加强医务人员技能培训，实现就

近解决居民大多数健康问题的目标。

3. 医药卫生人才定向培养

建议在医药类大中专招生培养中采用"从哪里来到哪里去"的定向培养政策，在招录前签订协议，要求学生毕业后必须回到家乡开展医疗卫生服务，以保证人员能够"留得住"，解决基层医疗卫生服务机构人员流失严重的问题。可以通过减免学费或者给予补助等政策吸引学生参与到定向培养中来。

4. 提高待遇，改善工作生活条件

应保证医务人员收入，为其营造良好的工作和生活环境，解决其后顾之忧，使其能够安心工作，消除留住人才和引进人才的障碍。

第六章 对策和建议

一 实现卫生事业跨越式发展，仍需国家大力支持

西藏卫生事业在西藏自治区党委和政府的领导下，在中央和各兄弟省区市的大力支援下，取得了举世瞩目的成就，2010年医疗卫生预算支出比2009年增长45.05%，充分体现出西藏自治区党委和政府对医疗卫生工作的高度重视。

虽然西藏社会经济高速增长，城乡居民收入增长速度快，但城乡居民的生活消费性支出均处于西部地区的最低水平，各地区及城乡之间存在较大的差异。西藏自治区及各地市的财政收入远低于财政支出，主要靠自治区和中央的转移支付达到财政预算的收支平衡。因此，仍需国家进一步加大补助力度，才能实现西藏卫生事业的跨越式发展。

二 根据西藏自身特点制定区域卫生发展规划

西藏自治区的自然条件、社会经济和人口等特点，决定了其医疗卫生机构多数不能通过提供服务的业务收入来维持自身的运转，因此，在进行卫生规划时，不能单从国家一般"投入—产出"的角度进行资源配置方面的考虑，而应该从自然条件、社会经济和人口

特点，从人民基本医疗与公共卫生服务的需要，以及维护社会稳定的角度入手，制定符合西藏各地区特点的区域卫生规划，符合西藏各地区实际情况的卫生资源配置指标，加大对人、财、物各个方面的投入，切实将基本医疗和公共卫生服务落到实处。

三 当前西藏基本医疗与公共卫生服务的重点

1. 重点加强农牧业人口医疗卫生服务

西藏地处高原，地广人稀，直接影响农牧区居民医疗服务的可及性和医疗机构的生存发展；城乡居民医疗保健支出差距较大，2010年城镇居民是农村居民的5.15倍，保障基本医疗与公共卫生服务的难度很大；医疗卫生服务的重点和难点主要为广大区域的农牧业人口。

2. 传染病和地方病防治的重点

传染病、地方病一直是影响西藏居民健康的重要因素，当前痢疾、炭疽病以及猩红热、疟疾和肺结核病是西藏传染病防治的重中之重。

就地方病而言，大骨节病、地方性氟中毒、氟斑牙、氟骨症和碘缺乏病是西藏地方病防治的重点。

3. 慢性病防治的重点

随着居民寿命的延长和人口老龄化，消化系统、循环系统、呼吸系统的慢性疾病成为防治的重点。

4. 妇幼保健工作的重点

西藏孕产妇死亡率和婴儿死亡率仍然远远高于全国平均水平，特别是孕产妇死亡率约为全国平均水平的6倍。降低孕产妇和婴儿死亡率是西藏卫生工作的重点之一；产科出血和妊高征，两者合计占73.50%，成为西藏自治区降低孕产妇死亡的重点。

进一步提高新法接生率、产前检查率、产后访视率和住院分娩率，孕产妇建卡率和系统管理率，提高新生儿访视率、3岁以下儿童系统管理率和7岁以下儿童保健管理率，目前与全国平均水平比较差距仍然较大，任务艰巨。

四 医疗服务能力建设，突出重点，扭转弱势

1. 机构和床位数

加强中心县医院、中心卫生院的建设，在人口相对集中的区域内做大做强一批中心县医院、中心卫生院；加强城市社区卫生服务中心和农村村卫生室布局和建设，特别是没有卫生院和村卫生室地区的卫生机构的建设。继续增加对基层医疗卫生机构的基础设施建设的投入。加强医务人员技能培训，实现就近解决居民大多数健康问题的目标。建立医学科研机构和急救中心（站）。

合理配置医院和卫生院床位数。每千人口医院和卫生院床位数争取3年内达到全国平均水平，扭转眼科、口腔科、皮肤科、传染科和结核病科床位数呈现负增长现象。

民族医学是发展西藏地区医疗的有效途径，应进一步大力发展。

2. 卫生人员配置

每千人口执业（助理）医师和注册护士争取5年内达到全国同期水平，特别要解决注册护士人员短缺的问题。

大力培养五官科、皮肤科、精神科、中医科、结核病科和肿瘤科以及影像和检验科执业（助理）医师，增强各级医疗机构服务功能。

加强县医院人才建设，改变县医院人才流失的状况。

3. 提高服务效率和服务质量

提高医院病床周转次数、病床工作日和病床使用率；提高中医科、康复医学科和预防保健科门急诊服务效率。

提高医疗服务质量，特别是提高诊断符合率，降低医院感染率和无菌手术感染率，提高病理检查与临床诊断符合率。

五 妇幼保健服务能力建设，完善机构设置和人才培养

1. 加强妇幼保健机构建设

加强自治区、地，特别是市、县各级妇幼保健机构的建设，使每个县都有妇幼保健院，适当增加床位数。

2. 培养人才，留住人才

加强培养妇幼保健卫生人力，留住人才，增加人员配置。每妇幼保健机构执业（助理）医师数和注册护士数与西部地区和全国水平相差太远，制定规划，争取5年内改变现状。

3. 提高服务数量和质量

进一步提高妇幼保健各项服务和管理工作，新法接生率、产科出血、妇女病查治是妇幼保健工作的重点，加强绩效考核。

六 疾病预防控制能力建设，培养人才，留住人才

加强执业（助理）医师和注册护士队伍建设，扭转严重的人员流失现象。

此外，卫生监督机构数量少，尽快加强机构建设和人员配置。

七 改善工作生活条件，建立卫生骨干人才发展基金

保证医务人员收入，为其营造良好的工作和生活环境，解决其后顾之忧，使其能够安心工作，消除留住人才和引进人才的障碍。

没有特殊政策，就不能解决特殊的问题。建议：确定自治区、地区、市和县各级医疗卫生机构骨干的标准和人数，建立专项人才基金，确保其工资待遇和一定的工作生活条件，做到该待遇水平能够留住人才，甚至吸引人才。

基层卫生服务机构平均每个卫生人员服务人口数不到900人的，政府要给予补贴，否则难以生存。对取得资质的卫生人员，确保其享有一定的待遇。

八 根据实际需要，大力发展医学教育事业

加强规划，培养医药、护理、检验、中医、民族医、公共卫生等多层次医疗卫生人才，加强现有人员培训，为保障西藏地区城乡居民的基本医疗和公共卫生服务，为实现西藏医疗卫生事业的跨越式发展提供必需的卫生人力资源。

定向培养基层医药卫生人才。建议在医药类大中专招生培养中采用"从哪里来到哪里去"的定向培养政策，在招录前签订协议，要求学生毕业后必须回到家乡开展医疗卫生服务，以保证人员能够"留得住"，解决基层医疗卫生服务机构人员流失严重的问题。可以通过减免学费或者给予补助等政策吸引学生参与到定向培养中来。

附 录

西藏基本医疗与公共卫生服务
能力相关研究综述

基层医疗卫生机构的基本医疗服务和公共卫生服务能力是医药卫生体制改革目标实现的重要保证,是体现其保障人民健康基础性地位的关键,对解决"看病难,看病贵"问题有重要作用。对医疗服务能力的研究一直是国内外卫生经济与政策评估研究中一个比较活跃的领域。

在国外,常利用流行病学、经济学、社会学以及其他相关学科的概念和方法,通过阐明医疗保健系统的有效性(Effectiveness)、效率(Efficiency)和公平性(Equity)及其相关性来探讨医疗保健系统的表现(Feldstein M., 1981; Donaldson C., 1990; Wirtschafter D. D., 1993; Finkler M. D., Green C., Brazier J., Deverill M., 2000; Eva Draborg, Christian Kronborg Andersen, 2006)。Donabedian 在 1966 年首先提出了按结构、过程和结果对医疗保健进行分类以确定质量指标所涉及的内容,这一分类以及这些要素之间的联系成为研究医疗保健有效性及其决定因素的基础。效率在健康状况改善的效果与所需资源间建立起联系,它包括生产效率(以最小的成本提供服务)和分配效率(给定资源限制的条件下使健康最大化),

大量的文献着力于对医疗保健机构效率及其评估方法的改进方面（Sherman HD，1984；Weale A，1998；Rowena，2001；Ryan M. and San Miguel F.，2003）；或侧重于考察影响医疗保健机构效率状况的因素分析（Rosko M. D.，1999；Rowena，2001）。

目前，国内研究从医疗卫生服务能力的现况调查和从资源配置角度探讨影响卫生服务能力的因素这样两个角度进行报道较为多见。

第一，针对卫生服务能力现况的描述研究。如王璟、肖明友对贵州省贫困县乡镇卫生院进行了调查研究[1]；牛纪伦从服务体系建设的角度对济南的社区卫生服务能力进行了研究[2]；蒋炜通过对四川秦岭—大巴山贫困农村地区三级公共卫生服务网络的调查，分析1998年至2005年该地县疾控中心、乡镇卫生院、村卫生室公共卫生服务能力的变化情况[3]；何坪、饶学亚等对重庆市社区卫生服务机构医护人员提供公共卫生服务和基本医疗服务的情况和能力进行了评价研究[4]；柳劲松选取云南玉龙自治县9个乡镇2006年反映公共卫生服务能力的数据，利用Topsis法对9个乡镇公共卫生服务能力进行实证研究[5]；刘志永、原静等对太原市社区卫生服务机构服务能力现状进行了研究，认为现阶段社区卫生服务中心（站）负担较重[6]。

第二，从资源配置角度探讨影响卫生服务能力的因素。如张振

---

[1] 王璟、肖明友：《73所贫困地区乡镇卫生院现状分析及对策探讨》，《中国热带医学》2005年第5期，第1091~1092页。
[2] 牛纪伦：《关于社区卫生服务体系建设的实践与思考》，2007，山东大学硕士学位论文。
[3] 蒋炜：《四川省秦岭—大巴山农村地区公共卫生服务体系发展研究》，2007，四川大学硕士学位论文。
[4] 何坪等：《重庆市社区卫生服务现况调查——社区卫生服务机构医护人员工作开展情况》，《中国全科医学》2007年第13期，第1094~1097页。
[5] 柳劲松：《民族地区乡镇公共卫生服务能力非均等化研究——以云南玉龙纳西族自治县9个乡镇为例》，《贵州师范大学学报》（社会科学版）2009年第5期，第15~19页。
[6] 刘志永等：《太原市社区卫生服务机构服务能力分析》，《中国药物与临床》2009年第12期，第1191~1195页。

忠、刘谷琮等对农村基层卫生资源合理配置的目标及下限问题进行了研究，此外，还从理论角度探讨了政府在农村基层卫生资源配置中的地位和作用[①]；周晓敏、吴芳等分析了我国农村基层卫生人力资源的现状，认为存在总量不少但整体素质不高、结构和分布不够合理、招募困难、流失严重、队伍不稳、乡村医生执业化程度低等问题[②]；陆海霞基于卫生资源配置的视角，从我国农村基层卫生资源现状出发，分析农村基层卫生资源配置失衡的相关影响因素，提出优化卫生资源配置的建议和看法[③]；杨义、姜润生等分析了玉溪市73个乡镇卫生院的卫生人力、房屋、设备、卫生服务以及资源利用情况，提出了玉溪市乡村两级卫生资源配置存在的问题及针对性建议[④]；孟庆跃、袁璟等利用国家第四次卫生服务总调查以及专题调查资料，对城乡基层卫生机构服务开展情况进行了分析，研究认为影响基层卫生机构功能的主要因素为人员数量不足、人员能力不够、运转资金缺乏等[⑤]。

已有研究中，与本课题相关的，立足于西部尤其是针对西藏地区基本医疗与公共卫生服务能力的研究较为少见。可见的研究，如朱玲和巴桑、仓决等，多是对西藏农牧区基层医疗卫生现况或是西藏基层卫生人力资源现状的一般性描述研究。[⑥] 对影响西藏基本医

---

① 张振忠等：《政府在农村基层卫生资源配置中的地位和作用探讨》，《卫生经济研究》2007年第1期，第8~10页。
② 周晓敏、吴芳、夏迎秋：《我国农村基层卫生人力资源现状与发展探讨》，《江苏卫生事业管理》2009年第6期，第9~12页。
③ 陆海霞：《我国农村基层卫生资源配置失衡的理性思考》，《中国卫生经济》2009年第2期，第38~42页。
④ 杨义等：《玉溪市乡村两级卫生资源配置及对策研究》，《卫生软科学》2007年第1期，第57~59页。
⑤ 孟庆跃等：《我国基层卫生机构服务功能分析》，《中国卫生政策研究》2009年第11期，第1~6页。
⑥ 朱玲：《西藏农牧区基层医疗服务供给》，《湖南社会科学》2005年第2期，第91~97页；巴桑、仓决：《西藏基层卫生人力资源现状浅析》，《西藏医药杂志》2009年第3期，第30~32页。

疗与公共卫生服务能力的因素探讨并不深入，更是缺乏为保障西藏基本医疗与公共卫生服务能力持续健康发展而进行的政策研究，而这也正是本研究希望着力解决的问题。

毫无疑问，西藏自治区自和平解放以来发生了翻天覆地的变化，医疗卫生事业亦有了长足的进步。

首先，以拉萨为中心辐射全区城乡的医疗卫生服务网络已基本建立，广大人民群众的健康水平显著提高。和平解放初期，西藏人均期望寿命为35.5岁，2005年提高到了67岁；孕产妇死亡率和平解放初期为5000/10万，2005年下降到297.97/10万；婴儿死亡率和平解放初期为430‰，2005年下降到27.3‰。三大指标的变化，有力地标志着西藏人民群众的健康水平的改善。

其次，中央对西藏实行的农牧区医疗制度在全国范围内是最优惠的，国家一直对西藏农牧民实行免费医疗特殊优惠政策，先后多次提高免费医疗经费。目前，西藏100%的农牧民都享有以免费医疗为基础的农牧区医疗保障，农牧区医疗制度县、乡覆盖率都达到了100%。2007年，农牧民免费医疗补助标准为人均140元，2008年提高至人均170元。交纳个人筹资的农牧民就医所发生的住院费用，在乡镇医疗机构，由过去直接免收70%，提高到直接免收70%~85%；在县医疗机构，由过去报销70%，提高到报销70%~80%；在地市以上医疗机构，由过去报销60%，提高到报销60%~70%。对交纳个人筹资和未交纳个人筹资的农牧民，每年每人累计报销补偿的限额，由过去的3000元分别提高到8000元和6000元。同时，对农牧民孕产妇住院分娩实行100%的报销。近年来，各级政府用于西藏农牧民免费医疗的费用累计达到了7.3亿元。

再次，从机构建设和卫生人员方面看，2000~2005年，国家和西藏自治区总投资超过了6.8亿元。重点加强了县乡两级卫生服务机构的建设，投入2.1亿多元新建了143个乡（镇）卫生院，对71

个县级卫生服务中心进行了改扩建。截至2008年末，全区共有卫生机构1326个，其中，医院、卫生院764个，疾病预防控制中心（卫生防治机构）81个，妇幼保健院、所、站57个。实有病床床位7127张，其中医院4462张。卫生技术人员9098人，其中执业医师4200人。每千人病床数和卫生技术人员数分别达到了2.50张和3.05人。2008年，第四次全国卫生援藏工作启动，涉及卫生基础设施建设、医疗设备装备、卫生人才培养等项目，涵盖重大疾病预防控制、卫生监督执法、农村卫生、妇幼保健、藏医药事业发展等方面的多个项目，项目资金折合人民币约1200万元。

曾经严重威胁西藏人民健康的严重传染病问题得到了控制，妇幼保健事业也有了长足进步。经过努力，20世纪60年代，西藏自治区与全国同步消灭了天花；自80年代末开始实施免疫规划，到90年代中期自治区、县、乡三级均实现了儿童计划免疫接种率达到85%的目标；2000年实现了无脊髓灰质炎；2003年取得了拒"非典"于区门之外的重大胜利；成功地控制了禽流感向人间的传播；截至2005年底，全区妇幼保健院（所、站）共55个，妇幼保健人员达422人，全区孕产妇死亡率和婴儿死亡率逐年下降，住院分娩率明显提高。

不过，西藏自治区基本医疗卫生工作依然面临严重问题，其服务能力建设亟待加强。

西藏自治区人口2000年为258万人，迅速增加到了2008年的287万人，8年间人口净增30万，这势必对医疗卫生服务造成较大的压力。全国平均期望寿命最低的8个省份全部在西部地区，其中最低的为西藏。此外，随着城镇化进程加速、人口老龄化问题的日趋严重，疾病谱也出现了新的变化，肿瘤、高血压、心脏病等慢性传染病的发病率逐年上升，而艾滋病、结核病、鼠疫等传染病问题依然困扰着西藏地区，地方病、妇幼卫生、饮水安全等问题也仍然严重；同时，基层医疗卫生服务机构的能力存在难以持续发展的严重问题。

具体来看，西藏自治区常年流行的法定管理传染病多达15种，总发病率徘徊在300/10万~400/10万之间，位居全国之首。西藏几乎连年发生鼠间鼠疫流行，甚至发生过暴发流行，现已判定的鼠疫疫源区有7个地市的38个县98个乡，面积达48万平方公里；受碘缺乏病威胁人群占全区人口的80%，是碘缺乏病高发区；大骨节病在西藏7个地市33个县108个乡379个村均有不同程度流行，病区受威胁人口9.6万人，现症病人1万余人，因病致残者占20%；西藏自治区2009年结核病患病率为1261/10万，为全国第一，每年结核病患者新增人数5000多名，受威胁人口80万，有患者4万人，有传染性的为1.6万人，且呈逐年增长趋势，90%在农牧区，70%为青壮年，每年有360人因此死亡。

2003年5月13日~6月15日，西藏扎囊县部分学校出现细菌性痢疾暴发流行，导致2名学生死亡，整个过程暴露出该区居民及当地医疗卫生机构对肠道传染病的防治知识匮乏，也暴露出自治区、地、县三级的实验室设备和条件尚不能适应处理突发重大公共卫生事件的需求、专业队伍人员偏少、应急素质有待提高等。

李素娟2008年报道，对拉萨和山南两个地区的6个县调查显示，被调查地区水质总体合格率为56.7%，由于牲畜粪便和居民生活污水导致饮水污染现象严重①。

2009年尼珍、薛仰文等报道林芝地区饮茶型氟中毒问题严重，8~12岁儿童尿氟含量>1.40mg/L的占总数的21.6%；成人尿氟

---

① 李素娟：《西藏农村饮用水与环境卫生现状调查分析》，《西藏医药杂志》2008年第1期，第51~54页。

含量>1.60mg/L 的占总数的 42.2%①。

2008 年国胜、张亚东对拉孜县农村妇女的问卷调查显示，文盲占 57.1%，孩子应从 6 个月开始添加辅食的知晓率为 30.6%，行为形成率为 12.2%；有 88.8% 的妇女最后一次怀孕做过产前检查，但做过 5 次以上产前检查的只占 6.1%，最后一次怀孕没做产前检查的占 55.1%②。

2008 年张玉凤等的研究显示西藏昌都地区妇女产前检查率和产后访视率都极低，住院分娩率<20%，新法接生率<50%，影响妇女孕产期保健行为的因素包括经济、交通、文化和传统习俗以及医疗机构提供卫生服务的能力等③。

2009 年次央宗仁等报道曲水县儿童卡介苗接种率与卫生服务因素的相关性，显示接种率仅 77%，高接种率与从家到乡医院的距离是否小于等于一个小时、是否住院分娩密切相关④。

从以上可见，西藏地区面对的各类医疗卫生问题依然非常严重，基本医疗与公共卫生服务能力面临较大的差距，西藏医疗卫生服务机构基本医疗与公共卫生服务能力现况令人担忧。

首先，从物力配备和财力投入方面看，医疗机构建设和医疗设备配置相对西部其他省区要好，但不同级别存在明显差距。

根据朱玲的研究⑤，西藏与其他欠发达地区相比，在政府对健康领域的投资方面是个特例。在中央政府和发达地区政府的援助

---

① 尼珍等：《西藏林芝地区人群尿氟及饮用水、茶中氟检测结果分析》，《海峡预防医学杂志》2009 年第 4 期，第 67~68 页。
② 国胜等：《西藏农牧区孕产妇及 0~5 岁儿童母亲对母子保健认识的定性调查分析》，《中国社会医学杂志》2008 年第 6 期，第 373~374 页。
③ 张玉凤等：《西藏昌都地区农牧区妇女孕产期保健现状调查分析》，《中国计划生育学杂志》2008 年第 1 期。
④ 次仁央宗、普珍、白玛康卓：《西藏拉萨市曲水县卡介苗接种率及卫生服务影响因素分析》，《西藏大学学报》（自然科学版）2009 年第 2 期，第 58~60、80 页。
⑤ 朱玲：《农牧人口的健康风险和健康服务》，《管理世界》2005 年第 2 期，第 41~56、171~172 页。

下，自治区的卫生基础设施投资、公共卫生支出和公共医疗机构补助逐年增长。西藏自治区县乡公共医疗机构的固定资产投资主要来自外省区市援助，而且在援助资源分配方面县医院优先。例如，江孜县医院门诊和住院大楼与内地中等发达县的相似，那是利用上海援藏资金扩建整修的结果；工布江达县医院的扩建整修，有广东、福建的援助成分；拉孜县医院的新住院楼即将竣工，那也是一个内地援藏项目。与县医院借助援藏项目迅速改善了的房屋条件相比，乡镇卫生院的设施似乎还停留在20世纪60年代，许多地区用的还是公社留下的房屋庭院。此外，大多数村庄没有医疗点，据自治区卫生厅的不完全统计，2002年在全区将近6500个行政村中，大约只有28%的村设有医疗点。而且，由于外省区市的卫生援藏计划往往包括了仪器设备赠送项目，因此，很少会像西部其他省区市的基层医疗服务机构那样抱怨仪器设备不足。此外，只要是编制内的医务人员，其工资水平已颇具吸引力。例如，县医院的医生月工资在3000～3800元，护士月工资大约为1700元；乡镇卫生院的医生工资在2000～2600元，然而，仅仅是工资收入高还不足以留住业务骨干①。

西藏地区存在妇幼卫生服务机构不健全的问题。目前，西藏仍然是全国唯一没有独立设置省级妇幼保健院的省份，无法履行和实施省级对基层妇幼保健工作开展技术指导、人才培训和妇幼保健科学研究等职能。

其次，从人力资源方面看，人才问题是目前制约西藏卫生事业发展的最重要因素，存在数量不足、分布不均、素质不高等多方面的问题。

邓燕云、杨明洪根据2005年卫生统计数据研究认为，西藏卫生

---

① 朱玲：《西藏农牧区基层医疗服务供给》，《湖南社会科学》2005年第2期，第91～97页。

人员总量不足，至2005年底，全区卫生机构平均缺员率为23.88%，县、乡缺员情况尤为严重，缺员率分别达到26.15%和59.74%。从城乡分布看，地（市）以上卫生机构人力资源相对充足，农牧区严重不足，仅有12.55%的卫生人员分布在乡（镇）卫生院，平均每乡（镇）在编卫生人员1.61人，平均每个村仅有乡村医生0.43人，与基层医疗机构要承担的基本医疗服务、预防保健、妇幼计生等多项工作的需求差距很大。另外，从学历结构看，卫生技术人员中，大专以上学历仅占23.65%，中专学历占53.3%，无专业学历人员占23.05%[①]。

达娃普赤、洛桑次旦报道西藏江孜县卫生人力资源现状，认为江孜县卫生技术人员总数较合理，人员较年轻，但队伍整体素质不高。现有的专业技术力量中，大部分为中专毕业生，而且他们职称层次偏低，全县有37.3%的卫生人员尚无任何专业技术职称，但仍在从事各种卫生技术工作，直接影响着卫生服务的质量，而且情况在乡级卫生院显得更加严重[②]。

据巴桑、仓决报道，2006年西藏全区卫生人员总数、卫生技术人员数相比1999年都有所减少。2006年县级医疗机构卫生人员占基层卫生人员总数的59%，而乡卫生院的卫生人员占34.5%，从事疾病预防控制人员仅占6.5%，全区县级还未设立卫生监督机构，大部分县卫生监督工作由县疾控中心承担。西藏卫生人力资源地区分布严重不均衡，卫生人力资源主要集中在经济社会较发达的拉萨、日喀则、山南等地区，各种条件较差的那曲、阿里等地卫生人力资源严重缺乏。2006年，全区9763名卫生人员中，地市或地市以上

---

① 邓燕云、杨明洪：《西藏自治区农牧区医疗实践与模式分析》，《成都行政学院学报》2007年第5期，第65~68页。
② 达娃普赤、洛桑次旦：《西藏自治区江孜县卫生人力现况调查分析》，《西藏医药杂志》2009年第2期，第39~41页。

的占卫生人员总数的60%；县、乡（镇）级的占卫生人员总数的40%。2006年全区37.5%的城乡人口占了60%的卫生人员，62.5%农村人口只占了40%的卫生人员。2006年全区每千人口卫生技术人员数为3131人，其中城市6170人，县、乡级为2165人，每千人口卫生技术人员数量城市远远高于农村，全区医护比例为1∶0.67，其中城市1∶0.72，县、乡级1∶0.33，医护比例也是城市高于农村。2005年西藏县级以下每千人口卫生技术人员为2.52人，但是，西藏农牧区因地广人稀，服务面积大，因此，西藏基层卫生人力资源严重不足，西藏基层每千人口卫生技术人员从2000年的2.83人到2006年的2.65人，不仅没有增加而且还有下降的趋势[①]。

柳竞杰2009年报道贡嘎县医疗卫生现状，认为全县医疗卫生工作人员技术水平普遍偏低，近1/3的卫生专业人员没有执业资格证，缺乏高层次医疗人才[②]。

此外，西藏地区还存在妇幼保健专业队伍总体数量不足、人员素质不高的问题。目前，全区从事妇幼保健（包括妇儿临床科室）的专业技术人员不足500人，具有高级职称人员只有3人，总体数量不足，现有人员素质低，缺乏学科带头人和技术骨干。最后，地理环境因素是影响西藏基层医疗卫生服务机构服务能力发挥的一个重要方面。

王延中2004年的研究认为中国西部地区由于人口基数比较低，西部地区每千人口平均拥有的医生数、卫生员数量、卫生院床位数并不太低。但是西部地区地域辽阔，单位土地面积拥有的投资额和

[①] 巴桑、仓决：《西藏基层卫生人力资源现状浅析》，《西藏医药杂志》2009年第3期，第30~32页。
[②] 柳竞杰：《西藏贡嘎县的医疗卫生改革》，《中国经济周刊》2009年第32期，第51~52页。

卫生资源数量远远低于全国平均水平①。

肖生彬的研究提示，西部农村居民在选择就诊单位时所考虑的因素按频率看，考虑最多的是方便（66.6%）和路途近（57.3%），其次才是医疗水平高（31.0%）、服务态度好（27.1%）和价格便宜（21.7%）。而村卫生室作为广大农村居民获得基本医疗服务的最基层组织，也正好具备了就诊方便和路途近的特点。但是，乡镇卫生院基础设施条件落后，设备陈旧，大部分为20世纪六七十年代配备的设备，而村级诊疗室几无医疗设备，医疗器材仅限于听诊器、体温计、血压计等老三件。②从医生条件看，基层医疗卫生人员素质偏低，业务水平差，从业人员文化程度低，仅能诊治一般小病③。

针对西藏的研究亦显示地理因素对西藏基层医疗卫生服务机构服务能力发挥的影响，2002年西藏全区医生和病床分布指标虽然与全国平均水平不相上下，然而这些卫生资源特别是农牧区卫生资源的使用指标却远不及全国平均数。例如，县医院的床位使用率仅在20%左右。这一定程度上缘于医疗机构服务半径之内的人口密度低。如日喀则地区的拉孜县，总人口还不到48200人，大约相当于四川省境内1~2个乡的人口规模。2002年，拉孜县医院全年的平均日门诊量还不足60人次（54人次）。另外，医疗机构的区位和服务区内的交通状况也影响着农牧区人口对医疗服务的使用。江孜县是西藏农区人口最密集的地方，县城周围公路交通相对发达，县医院过去曾为地区行署医院，所以服务使用率较高，2002年平均日门诊量达到133人次。

---

① 王延中：《中国西部地区公共卫生状况分析》，《经济研究参考》2005年第69期，第2~49页。
② 肖生彬等：《西部农村居民就诊单位选择的原因分析》，《中国公共卫生》2005年第7期，第861~862页。
③ 赖东生：《浅析西藏林芝地区卫生人力资源配置的现况及对策》，《北方药学》2011年第8期，第81~83页。

由上所述，西藏地区目前面临多方面医疗卫生问题，如何系统地分析解决这些问题，从资源合理配置的宏观角度，在辅助政府做出好的卫生决策的角度进行研究是本课题的出发点。卫生资源的配置情况是影响基本医疗与公共卫生服务能力的主要方面，已有的报道多是对基层卫生资源配备现状的描述，鲜见在对基本医疗与公共卫生服务需求研究基础上对保障基本医疗与公共卫生服务能力的卫生资源配置进行的研究。如果没有对基本医疗与公共卫生服务需求的准确把握，将难以科学地指导卫生资源的合理配置，对基本医疗与公共卫生服务能力应达到的水平也不会有清晰的认识。从研究涉及的地区看，少有针对西藏地区基本医疗与公共卫生服务能力现况的报道，与保证基本医疗与公共卫生服务能力的发挥和发展相适应的基层医疗卫生资源配置研究更是没有看到，鉴于西藏特有的地理人文民俗状况、重要的国际政治地位和贫穷落后的经济现况，如何有效地保证基本医疗与公共卫生服务的开展，以维护西藏人民的身心健康，是本课题急需思考和解决的问题。

图书在版编目(CIP)数据

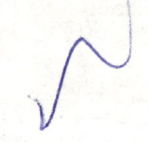

西藏基本医疗与公共卫生服务能力研究 / 程晓明等著. -- 北京：社会科学文献出版社，2017.8
西藏历史与现状综合研究项目
ISBN 978 - 7 - 5201 - 1032 - 7

Ⅰ.①西… Ⅱ.①程… Ⅲ.①医疗卫生服务 - 研究 - 西藏 Ⅳ.①R199.2

中国版本图书馆CIP数据核字（2017）第160424号

·西藏历史与现状综合研究项目·
西藏基本医疗与公共卫生服务能力研究

著　　者 / 程晓明 等

出 版 人 / 谢寿光
项目统筹 / 宋月华　袁清湘
责任编辑 / 周志静

出　　版 / 社会科学文献出版社·人文分社（010）59367215
　　　　　 地址：北京市北三环中路甲29号院华龙大厦　邮编：100029
　　　　　 网址：www.ssap.com.cn

发　　行 / 市场营销中心（010）59367081　59367018

印　　装 / 三河市尚艺印装有限公司

规　　格 / 开　本：787mm×1092mm　1/16
　　　　　 印　张：7.5　字　数：96千字

版　　次 / 2017年8月第1版　2017年8月第1次印刷

书　　号 / ISBN 978 - 7 - 5201 - 1032 - 7

定　　价 / 58.00元

本书如有印装质量问题，请与读者服务中心（010-59367028）联系

△ 版权所有 翻印必究